NOUVELLE THÉORIE

RAISONNÉE

SUR LES MALADIES

VÉNÉRIENNES,

OU

RÉFUTATION

DE LA MÉTHODE ANGLAISE DU D^r. CLARE,

SUR LES INJECTIONS;

PAR E. LANTHOIS,

DOCTEUR de l'ancienne École de Médecine de Montpellier, Membre de l'ancienne Académie de Médecine de Paris, du Comité d'Émulation de la même ville, etc., etc.; Auteur de la Nouvelle Théorie de la Phthisie pulmonaire, et Éditeur de la Physiologie de Grimaud.

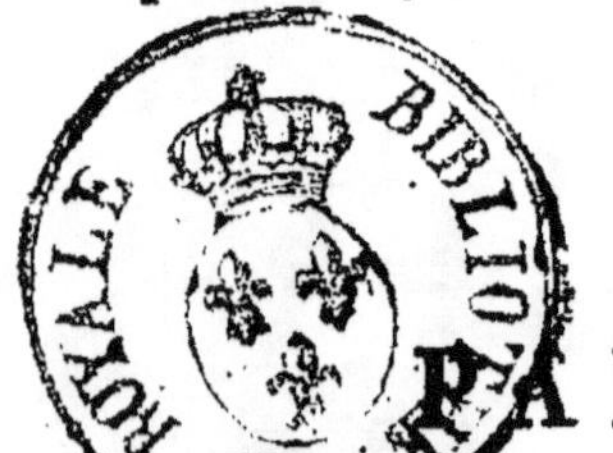

Fere periculosa nimia et festinatio et voluptas solet. (CELSE.)

PARIS,

CHEZ {
MÉQUIGNON-MARVIS, rue de l'Ecole de Médecine, n°. 3;
GAILLOT, rue de Richelieu, n°. 79.
}

1822.

MONSEIGNEUR,

Vieilli dans une étude trop vaste pour la vie de l'homme, mais consolé dans mon impuissance par le peu de bien que j'avais eu occasion de faire, je trouvais dans la reconnaissance de quelques cœurs généreux et dévoués, et dans le témoignage d'une bonne conscience, le prix de mes travaux, qui long-temps n'en ont pas reçu d'autre. Dieu a voulu récompenser mon zèle; il m'a donné deux inspirations, qui attacheront, je l'espère, quelqu'honneur à ma mémoire. J'ai consigné la première dans un Livre que recommandent les suffrages d'un GRAND ROI (1), *et ceux d'une Académie respectable* (2); *c'est à vous que j'ose dédier la*

____

(1) S. M. le Roi de Prusse.

(2) L'Académie Joséphine Médico-Chirurgicale de Vienne.

seconde. Vous avez daigné, dans d'autres temps, m'honorer d'une familiarité bien flatteuse. Après vingt années, vous avez conservé de moi un bon souvenir; je me dirais enfin votre Ami, si mon respect pour les convenances ne me l'interdisait.

Protecteur éclairé des Arts, initié aux mystères de toutes les Sciences, vous serez mon garant auprès de ce Public qui n'est pas toujours injuste; il comprendra qu'un Livre que vous avez daigné adopter doit avoir quelque prix.

Je suis,

DE VOTRE ALTESSE,

MONSEIGNEUR,

Le très-humble, très-respectueux
et très-obéissant serviteur,

LANTHOIS, D.-M.

AVIS PRÉLIMINAIRE.

J'ADRESSE aux jeunes gens cet ouvrage, entrepris pour leur épargner bien des maux.

Qu'ils ne pensent pas que je vienne, par une lâche complaisance, ôter à la volupté ses épines; malgré tous mes soins, je n'ai pu faire qu'il n'y ait encore plus de raisons de la craindre que de moyens pour en éluder les effets.

J'ai voulu surtout les prémunir contre leur propre impatience.

C'est par impatience qu'ils se livrent en aveugles à des remèdes hasardeux; par impatience qu'ils ferment les yeux sur les dangers du refoulement; par impatience qu'ils se jettent dans les bras de ces guérisseurs homicides, qui leur vendent un moment de répit au prix d'une vie entière de souffrances.

J'ai beaucoup appris, dans mon jeune âge, à respecter le grand capitaine de l'ancienne Rome, qui fit plus de mal à l'ennemi, en temporisant, que s'il eût gagné des batailles. A son exemple, c'est le temps que le prends pour mon principal auxiliaire, le temps qui détruit tout, mais aussi qui répare tout.

Van-Swyeten a donné la grande célébrité au muriate suroxigéné de mercure, c'est à juste raison qu'il l'a même conservée jusqu'à ce jour. L'on peut dire, cependant, que la manière de l'administrer a souvent produit des maux sans nombre et irréparables; jamais l'on ne s'est assez occupé de toutes les modifications, qui peuvent en rendre l'emploi salutaire, en évitant les inconvéniens qui l'accompagnent si souvent par de vicieuses combinaisons. Le mal alors s'accroît du remède, en s'associant à des substances alimentaires ou médicamenteuses, toutes bénignes; alors, au lieu de révolter l'estomac contre lui-même, je l'appelle à son aide; j'en fais un aliment et un médicament ensemble. Je vous l'offre à tous sans ces procédés, qui, de bienfaisant qu'il est entre des mains sages, en font un assassin, s'il est conduit imprudemment. Donné en substance, comme osent témérairement l'administrer quelques hommes célèbres, mais irréfléchis, qui l'unissent à l'opium; s'il est en puissance, il corrode ce qu'il peut atteindre de l'organe qui le reçoit; s'il est impuissant, il ne fait rien sur la maladie, qui suit la marche imposée par le mauvais traitement; qui l'aggrave et même la complique; et je n'ai vu nulle part que deux poisons unis ensemble fussent corrigés l'un par l'autre. Mon humble tribut n'est pas corroboré de phrases sonores, de dissertations inintelligibles : on voit bien que le jargon, je voulais dire le langage scientifique, m'est inconnu, que je ne brille pas dans un athénée, que la foule des auditeurs ne se presse pas autour de moi pour boire mes paroles, selon l'expression un peu hardie de notre vieil Horace :

Densum humeris bibit aure anse vulgus.

Aussi n'aurai-je ni suffrages ni applaudissemens ; mon tribut n'est qu'utile et salutaire ; il est facile, il n'a que le mérite d'être modifié pour tous les tempéramens, de convenir à tous, sans pouvoir nuire à aucun ; toutes les conditions peuvent y avoir recours ; mais il ne compte en sa faveur que la voix de l'humanité qui vous supplie de ne pas considérer, pour en faire usage, s'il vient de moi ou d'un autre ; et la voix, plus sévère, de l'expérience, qui vous le commandera bientôt.

Ce sera, je l'avoue, une piquante nouveauté, de vous voir attentifs aux prières de l'une et aux ordres de l'autre ; mais il y a commencement à tout.

[illegible]

[illegible]

AVANT-PROPOS.

J'écris sur un sujet neuf encore, quoiqu'il semble épuisé. Je veux ramener à la médecine une fugitive qui s'est échappée de ses domaines, et arracher au charlatanisme et à l'ignorance une proie qu'ils ont long-temps dévorée.

Le Français, accoutumé à se jouer des choses les plus sérieuses, ne se résoudra jamais à traiter sérieusement ce qui présente un côté plaisant ; et, toute hideuse, toute terrible que soit la maladie vénérienne, comme la source de cette maladie est le plaisir, il ne cessera jamais d'en faire un sujet de badinage et de raillerie.

Pourtant elle attaque la génération dans son foyer ; elle corrompt le germe de l'homme, elle se transmet du père aux enfans ;

triste héritage de douleurs et de misères, elle mine, dissout, dessèche et détruit à la longue toutes les parties de l'organisation humaine ; elle est une sentine de corruption, une pépinière de maux et de souffrances.

Ses caractères ne sont pas altérés, seulement ils paraissent adoucis : telle on l'a vue dans les commencemens de son irruption, telle on la voit encore ; plus profondément enracinée dans nos humeurs, peut-être plus susceptible de combinaisons qui la déguisent, moins meurtrière, si l'on veut, mais plus féconde et plus subtile ; et pourtant cette maladie, rivale et successeur de la lèpre, et dont le nom fut autrefois un arrêt de mort pour ceux qui en étaient atteints, on la compte pour rien aujourd'hui, l'on s'en amuse, pour ainsi dire ; on joue avec l'ennemi. Des ignorans (1), des herboristes, des garçons apothicaires, des perruquiers, même les

---

(1) Des routiniers.

bonnes femmes souvent, sont les conseil-
lers qu'on appelle, les oracles dont on recueille les décrets. La débauche, saisissant
avidement un moyen d'impunité, se laisse
leurer à la promptitude de la guérison; et
par le plus étrange effet de la paresse d'esprit, il semble que la victime conspire elle-
même avec le meurtrier.

Ces traits semblent hyperboliques et ou-
trés pour la gonorrhée. La gonorrhée, dira
quelqu'un, n'est pas la vérole; ses effets sont
moins sinistres, sa nature plus connue : ce
n'est pas ici un poison répandu dans la masse
du sang, et déjà corrupteur des autres substances; ce n'est qu'une irritation passagère,
qu'un peu de repos aura bientôt calmée. Ré-
servez pour le véritable ennemi vos chagrins
et vos censures; mais n'allez pas, emporté
par un faux zèle, traiter un importun en
ennemi.

Il y a du vrai dans cette objection; sans
doute, la gonorrhée est un mal moins grave,

compliqué, un mal purement local, tant qu'elle reste gonorrhée. Mais, ce mal simple se complique aisément; ce mal local peut devenir général. Vous dites qu'il diffère de la vérole; je le sais vraiment bien (1); et c'est parce qu'il en diffère dans le principe, c'est parce qu'il est facile de prévenir une transformation cruelle, que j'insiste si fortement pour que la cure n'en soit pas abandonnée au hasard.

Quiconque aura jeté un coup d'œil sur notre économie, et embrassé, par la pensée,

______

(1) Il est inutile d'avertir mes lecteurs que je parle seulement ici d'un écoulement vénérien. Peu de gens ignorent que le relâchement des organes, l'abus des plaisirs, l'usage immodéré de la bière, comme aussi le rhumatisme chronique, donnent lieu à des écoulemens, dont le principe n'a rien de syphilitique, par conséquent rien de contagieux. Il en est de ces fausses gonorrhées, comme des *fleurs blanches* des femmes; et lorsqu'il en résulte du mal, c'est qu'il y avait infection. Vous communiquerez impunément avec celle dont l'écoulement viendra d'une autre cause.

cette multitude infinie de suçoirs, de canaux, de couloirs, qui tapissent l'intérieur de nos organes, comprendra sans peine combien les communications, les métastases, les mélanges sont faciles, et qu'il faut peu de chose à la gonorrhée pour se transporter de son siége ordinaire dans les parties du corps qui en sont les plus éloignées; mais le remède est souvent pire que le mal. Il n'est personne qui né connaisse, ou par sa propre expérience, ou par l'expérience des autres, ce qu'il y a d'activité dans le mercure; ce n'est même que par son activité qu'il a mérité qu'on le préférât aux autres remèdes, comme ayant à combattre le virus le plus actif. Or, le mercure entre toujours comme élément essentiel, quelquefois comme élément unique dans ces curatifs que la routine distribue à la crédulité. On ne calcule point tout ce qu'il y a de danger dans le trop ou le trop peu; tout ce que la différence des tempéramens apporte d'inégalité dans

les effets des mêmes doses; jeunes ou vieux,
faibles ou robustes, ils sont tous soumis au
même traitement; le minéral leur est dis-
tribué aux mêmes doses; de là des engorgemens, des lésions organiques, et ces maladies sans nom que le temps naturalise dans
chaque individu, sous des formes diverses.
On a trouvé, à l'ouverture des cadavres,
la boîte osseuse contenant plusieurs onces
de ce minéral; les viscères confondus, toutes les glandes conglobées du mésentère
détruites, décomposées et réunies, au point
de ne former qu'une masse informe et putride. Il y a quelquefois apparence de guérison, et même par hasard une guérison véritable; mais, le plus souvent, les symptomes
ont disparu pour faire place à d'autres plus
dangereux, parce qu'ils sont moins connus;
leur disparition même est un piége, puisqu'en disparaissant ils n'ont point emporté
le mal : le mal reste, et avec lui d'autres
maux nés du remède; il a quitté son siége

naturel, sans abandonner sa victime ; au contraire, pour mieux s'en rendre maître, il s'est encore entouré d'auxiliaires nombreux.

S'il est un mot effrayant pour l'humanité, c'est celui de maladie chronique ; toute autre maladie est une interruption ou une lésion des fonctions vitales. Ici les fonctions vitales sont une interruption des habitudes du corps. Il y a dans toute autre maladie lésion nécessaire des organes ; il y a dans la chronicité altération permanente du principe de vie ; et qui dit maladie chronique, dit transformation de matière.

C'est ici le lieu de signaler une méthode établie au-delà de la Manche, et venue jusqu'à nous, qui, sous les beaux dehors de propreté et de promptitude, cache un grand danger. Je veux parler des injections vitrioliques et astringentes ; le docteur Clare en a soutenu l'excellence, par un traité qui mériterait des éloges, si, dans des choses qui intéressent de si près l'humanité, il pouvait

y avoir un autre mérite que l'utilité réelle.
S'il en faut croire le docteur Clare, et beaucoup d'autres parmi nous, une gonorrhée,
prise dans sa première invasion, ne résiste
pas aux injections vitrioliques. « Une légère
» cuisson dans le canal de l'urètre est l'in-
» dice de l'ascendant du remède ; il faut que
» l'on éprouve cette cuisson pour connaître
» qu'il a opéré.

» Plus de douleur, moins de douleur,
» seraient des signes également fâcheux ;
» l'injection doit rétablir et calmer les chairs
» enflammées dans leur premier état, et non
» pas les corroder ni seulement les laver. »

Je me garderai de nier l'attrait que présente cette méthode ; nul régime à garder,
de légères cuissons à éprouver, quinze jours
seulement d'intervalle entre le mal et la
guérison : quoi de plus simple et de plus
séduisant ? Pourtant, sur quoi s'appuie cette
doctrine ? Quelles preuves apporte-t-elle de
sa supériorité ? L'on a vu, je veux le croire,

des malades, que l'injection astringente vitriolique a guéris ou semble guérir, c'est-à-
dire, dont elle a tari l'écoulement; et encore était-il certain qu'il y eût infection, et
n'était-ce pas alors plutôt un simple écoulement benin, dépendant de faiblesse ou de
quelqu'autre cause, comme il arrive souvent? Mais, dans le premier cas, on ne dit
pas quels effets a produits le refoulement
de l'humeur viciée, sous quelles terribles
formes le mal pallié a reparu; à défaut du
témoignage des hommes, j'invoquerai le témoignage de la nature; je demanderai au bon
sens le plus vulgaire, s'il est possible que l'on
étouffe ainsi à volonté le plus fécond, le plus
subtil de tous les germes? En vain me répon-
dra-t-on qu'il ne fait que de paraître, qu'il n'a
pas encore de racines, qu'il est local encore
et purement local. Deux tempéramens étant
donnés, il est rare que la présence du virus se
manifeste en même temps et de la même manière, avec les mêmes formes et sur les

mêmes points, dans chaque individu ; toutefois, puisque l'un et l'autre sont infectés, il est clair que le moment de l'invasion fut le même. Que faisait donc ce virus dans le second sujet, pendant qu'il se manifestait au dehors dans le premier ? Certainement, puisqu'il a été inoculé au même instant, et qu'il a paru plus tard, il couvait en secret, il se mêlait aux humeurs, il exerçait une puissance d'autant plus meurtrière qu'elle était plus cachée : maintenant de quel front osez-vous nommer récente, une gonorrhée, qui n'a de récent que son apparition ? Celle que vous aurez aperçue il y a quinze jours, touche à sa fin, est guérie peut-être, tandis que l'autre ne paraît qu'à peine ; mais elles n'en furent pas moins puisées à la même source, déposées au même instant dans la masse des humeurs ; la maladie ne date pour vous que du moment où vous l'avez aperçue, c'est vous et non la nature qui réglez son âge. On voit par ce raisonnement qu'un enfant comprendrait, combien est futile cette distinction des gonorrhées récentes et des gonorrhées développées ; et cependant le système entier du docteur Clare n'a pas une autre base.

Ce que nous avons dit suffit pour ruiner de fond en comble la grande prétention du docteur Clare, qui n'est qu'une échappatoire ; c'est que la matière de la gonorrhée récente « n'est pas du pus, mais du mucus. Il con— » vient que ce mucus, fluide par lui-même, » doux et sain, est susceptible de contrac— » ter de la virulence et de l'acrimonie par » une contagion quelconque. » N'en dé- plaise à l'illustre docteur, c'est ici un pur galimatias ; car, quel est le principe de cette *contagion quelconque*? où faudra-t-il cher- cher ce principe de contagion ? Ceci ne suppose-t-il pas quelque virus qui n'est pas le *mucus*, et qui infecte ce mucus? Et si ce virus n'est pas la gonorrhée elle-même, comme cette qualification vague de *quel- conque* semblerait l'indiquer, il s'en sui-

b ⋆

vra que la gonorrhée est produite par des causes étrangères à la gonorrhée. Le mucus n'est donc pas le principe. Veut-on dire que ce mucus s'aigrit et s'envenime par un long séjour? Même obscurité, même embarras, puisqu'on ne saurait, ainsi que nous l'avons dit, déterminer la durée du séjour de ce virus, par l'époque de l'apparition ; et quand ce ne serait que du mucus refoulé, trans-vasé, n'est-il donc point susceptible d'alté-ration? a-t-il, par-dessus tous les autres fluides du corps humain, le privilége de l'incorrupti-bilité? Quoi! le lait, cet aliment si doux, si nourricier, le premier que la nature nous offre, qu'elle nous offre élaboré, préparé par elle-même pour les besoins d'un estomac naissant, acquiert par des refoulemens les qualités les plus meurtrières? Il n'est pas dans toute l'économie une seule liqueur, que le déplacement n'irrite, ne corrompe et ne transforme en poison. Le sang lui-même, cet élément constitutif de la vie, est sujet à des décompositions funestes, et le principe de la gonorrhée, en dépit de toutes les analogies, restera dans toute son intégrité ?

Mais, qu'est-il besoin de raisonnement, où les faits parlent ? et doit-on s'attacher à convaincre par des argumens ceux qui le sont déjà par leurs aveux ? Au dire même du docteur Clare, le mucus, en séjournant dans le canal, devient pus, et cela doit être ; et s'il se déplace et se dépose sur les testicules, une inflammation redoutable en est la suite ; il n'a donc pas toute la bénignité qu'on lui accorde si libéralement, il est donc aussi altérable et irritable. La question ne serait donc plus, même d'après le docteur Clare, si c'est là du mucus ou du pus, mais si l'injection peut le répercuter, le refouler dans nos veines, provoquer des mélanges mortels, et d'un mal facile à extirper, faire une peste cruelle et féconde en tourmens et trop souvent incurable. Ainsi, que le fluide où s'engendre la gonorrhée, soit pestilentiel ou non de sa nature, puisqu'il peut le devenir, puisqu'il est susceptible de fermentation et d'effervescence, puisque la fermentation et l'effervescence dépendent du retard de sa manifestation, qu'elle n'est pas soumise à des lois connues, il est clair qu'une guérison par refoulement est la plus énorme et la plus dangereuse de toutes les absurdités.

Je n'ai pas employé toutes mes armes contre le systême anglais, il m'en reste dont il évitera difficilement les coups. Je veux parler de l'influence des tempéramens sur les progrès du virus et sur sa nature même. On le sait, une humeur jetée parmi les autres humeurs, y produit toujours quelque combinaison nouvelle ; au nombre des humeurs qu'elle trouve à sa première apparition, il en est peut-être dont l'alliance pourra la neutraliser, la modifier, quoique d'une manière différente.

Chaque allié a son caractère et ses traits distinctifs. Ainsi les effets du virus ne seront

pas les mêmes dans un tempérament scrofuleux et dans un tempérament scorbutique ;
par exemple, par la raison toute simple que
le vice scrofuleux diffère du vice scorbutique. Ainsi la même gonorrhée , je dis exactement la même , c'est-à-dire, non seulement puisée à la même source, mais encore
originairement manifestée, par les mêmes
symptomes, s'éloignera de cette uniformité
à mesure que l'alliance de l'humeur dominante et du virus vénérien deviendra plus
étroite ; et dans cette alliance, il est clair que
l'humeur dominante aura imprimé son caractère essentiel et primitif au mélange ; là,
comme ailleurs, le dernier venu doit prendre
naturellement la loi du maître qu'il trouve
établi.

Offrir donc une méthode uniforme et un
remède unique pour les gonorrhées, tailler
sur le même patron toutes les cures pour
tous les tempéramens, sous le prétexte qu'il
s'agit de combattre un même fléau, c'est dé-

clarer, en d'autres termes, qu'il n'y a qu'un tempérament, une disposition d'humeurs, une humeur dominante dans tous les individus; c'est nier les observations de l'expérience et le témoignage de nos sens, c'est nier la nature.

Si j'ai pressé dans un court espace tant et de si puissans argumens, c'est afin que le lecteur pût embrasser d'un coup-d'œil tous les vices d'un système meurtrier et redoutable. J'aurais pu le développer davantage, mais quelquefois l'attention s'égare dans les développemens; j'aurais pu les rendre plus imposans par les formes scientifiques, mais le grand nombre alors ne les aurait pas entendus. Or, j'écris pour le grand nombre, et mon humanité repousse un genre d'argumentation accessible seulement aux initiés, tandis que l'objet de cette argumentation intéresse tout le monde. D'autres se montreront dominés par la crainte de ceux qui envahissent l'opinion, ou par l'espérance de leur plaire; mais je n'attends et ne crains rien d'eux; je pense tout haut.

En résumant ce que je viens d'exposer contre la méthode anglaise, l'on trouve les résultats suivans :

Que, de l'aveu même des Anglais, la matière de la gonorrhée n'est pas une substance bénigne.

Que, le fût-elle, il est impossible, même de leur aveu, qu'elle n'acquière par l'incubation un degré plus ou moins grand de malignité. Que l'expérience de tous les jours nous enseignant que la même gonorrhée se manifeste plus ou moins tard dans des sujets différens, suivant l'aptitude plus ou moins grande de ces différens sujets à l'incubation, l'on ne peut donc pas déterminer avec précision la durée de cette incubation, et par conséquent les ravages de la maladie.

Que l'incubation fût-elle entièrement égale, il y aurait dans les différences de tempéramens, une source plus grande d'inégalités.

Que vouloir guérir toutes les gonorrhées par la même méthode, c'est déclarer, en d'autres termes, qu'il n'y a pour tous les individus qu'un tempérament.

Que si le mucus est un virus, le refouler dans le sang, c'est assassiner le malade. D'ailleurs, le mucus change en peu de jours de forme en entrant en fermentation ; que cette fermentation sera virulente.

Que si le virus est vénérien, l'injection est un refoulement pour peu que le virus se soit allié aux humeurs ; alliance naturelle et nécessaire, qu'on n'en sache pas ordinairement fixer le degré à la première apparition des symptomes variables selon les individus.

Aussi, que d'accidens étranges et d'infernales complications, et d'agrégats douloureux ! Que de dissolutions et de variations meurtrières ! Que de calmes trompeurs et d'invasions imprévues ! Que de mortelles incubations sous les apparences de la santé !

L'Angleterre a fait présent aux hommes,

de la vaccine et de l'injection. Je crois que l'une tue au moins autant de sujets que l'autre peut en conserver.

Tels sont les effets de la fausse science ; nous avons vu les plus belles découvertes de l'esprit humain, gâtées par elle. L'ignorance du moins est timide et muette ; elle écoute, elle admire, elle respecte et obéit. Mais la fausse science est un despote d'autant plus altier, qu'elle a l'instinct de son illégitimité ; trop éclairée pour ne pas sentir sa faiblesse, et trop peu pour connaître où est la véritable force, elle se sauve, par le despotisme, de la confusion d'un aveu ; personne plus qu'elle n'est ennemi du doute ; elle dirait volontiers et avec hardiesse, comme Mahomet :

Quiconque ose penser n'est pas né pour me croire !

Son principal moyen de succès est l'uniformité ; pourvu qu'elle ait trouvé la solution d'un cas, il lui suffit ; diversité d'élémens, de rapports et de chances, rien n'arrête son audace ; déterminer des catégories

est un travail, on a plutôt fait de les confondre. Ainsi le plus léger rapprochement
sera pour elle une similitude, et la ressem-
blance la plus éloignée, une indentité.

Combien est plus assurée dans sa marche
et plus régulier en effet, avec moins de prétention à la régularité, cet art tout positif,
tout expérimental, avare de discours et prodigue de faits ; cet art des Dupuytren et des
Richerand, qui se rend témoignage à lui-
même par des miracles. Ici chaque phénomène appelle un procédé particulier ; chaque
accident détermine une invention nouvelle,
et le génie de l'artiste aussi fécond que le
mal, étend et varie à son gré les perfection-
nemens, à mesure que l'ennemi étend et
varie furtivement ses atteintes ou ses menaces. Ce n'est pas à des conjectures qu'il a
recours, il n'oppose point des doctrines
creuses à des réalités funestes ; ce qu'il tente,
ce qu'il ose, il l'ose, il le tente au grand
jour, réglant instrumens et procédés, non

sur quelques généralités problématiques, mais sur les choses présentes et manifestes ; on ne le voit pas s'efforcer de soumettre la nature à des lois générales qu'elle désavoue le plus souvent ; il aime mieux la suivre à la trace que de la devancer, et tout emprunter d'elle que de l'asservir à ses fantaisies.

La chirurgie, il faut l'avouer hautement, et cet hommage de ma part ne saurait être suspect, la chirurgie a laissé la médecine bien loin derrière elle. Chiselden trouverait aujourd'hui des maîtres, Hyppocrate est encore sans rival ; au moins qu'elle conserve pure la gloire qu'elle s'est acquise. Trop d'ambition nuit quelquefois, et pour vouloir atteindre un double but, il arrive qu'en dépassant le premier, l'on manque l'autre. Je sais que par leur objet naturel, il y a confraternité entre la médecine et la chirurgie ; mais que chacune respecte les limites de son alliée ; elles gagneront beaucoup à s'unir, elles perdraient tout à se confondre.

Après les peintures que j'ai tracées, du danger des traitemens sans méthodes et des cures routinières, il semble que j'aie mauvaise grâce à venir proposer un moyen de se guérir soi-même ; et des censeurs qui ne me jugeraient que par cet exposé, pourraient me reprocher de n'avoir enlevé le plus affreux des maux à l'empire de la routine, que pour le lui rendre aussitôt. La contradiction disparaîtra, je l'espère, quand on sera plus avancé dans la lecture de cet ouvrage. S'il est une distinction d'influences et de combinaisons naturelles que j'aie pu saisir, s'il règne entre les tempéramens et les formes diverses d'une même maladie, des rapports que j'aie su marquer et bien fixer ; si, dans mon traité, la classification des causes, si l'amour de la science et celui de l'humanité, bien plus actif et bien plus industrieux, ont pu m'éclairer dans les détours du labyrinthe, ou plutôt, s'il n'y a de labyrinthe que pour le faux savoir ; si ce labyrinthe n'est pas l'ouvrage de la nature, mais des hommes; si l'art plus destructeur que le mal même , a tout perdu en confondant ce que la nature avait divisé; si au lieu d'édifier, je ne fais que déblayer; si mon écrit, enfin, se réduit à dissiper des ténèbres factices, plutôt qu'à créer quelque lumière nouvelle, où sera la contradiction? Je proteste, et l'on s'en convaincra, que rien ici n'est donné au hasard, que je n'avance rien que je ne prouve, que je ne démontre, que je ne fasse toucher du doigt; il est possible que le préjugé soit contre moi, mais l'homme qui offre au public le fruit de trente ans de méditations, a peut-être acquis le droit de ne pas être jugé en un quart-d'heure.

usage de la nature, mais des hommes, a été
plus destructeur que le mal même, à tout
prendre en convenant ce que la nature avait
divisé; si au lieu d'utiliser, je ne puis que dé-
player; si mon écrit vaut, serviront à dissiper des ténèbres, plutôt que d'en faire
quelque lumière nouvelle, où sera la contradiction? Je proteste, et l'on s'en convaincra,
que rien ici n'est donné au hasard, que je
n'avance rien que je ne prouve, que je ne
démontre, que je ne fasse toucher du doigt;
il est possible que le préjugé soit contre moi,
mais l'homme qui après un public de la
trente ans de méditations a peut-être acquis
le droit de ne pas être jugé en un quart
d'heure

NOUVELLE THÉORIE

RAISONNÉE

SUR LES

MALADIES VÉNÉRIENNES.

PREMIERE PARTIE.

CHAPITRE PREMIER.

Histoire du Mal vénérien.

Chaque siècle, chaque nation, chaque âge
et chaque tempérament, ont des maladies
qui leur sont propres, et il semble que la
triste humanité ne fasse que changer de tor-
tures ; bien des fléaux, autrefois puissans,
ont disparu ; bien d'autres, inconnus maintenant, se montreront peut-être un jour. Avant
le quinzième siècle, on n'avait pas d'idée de

la coqueluche; et quand la vérole parut, on ne sut de quel nom la nommer.

Quelques analogies, il est vrai, séduisirent des observateurs superficiels; on avait aperçu dans les symptomes des taches pourprées ou livides; il était notoire d'ailleurs qu'elle avait sa source dans l'abus des plaisirs. C'en fut assez pour la confondre avec l'éléphantyasis, qui se manifestait par des croûtes purulentes, et qui excitait si puissamment à la lubricité, qu'on lui opposait quelquefois la castration. L'expérience et l'observation ont peu à peu surmonté ces fausses analogies, et chaque maladie a gardé son domaine.

C'est une opinion générale que la vérole date de la découverte du Nouveau-Monde. Tel est le prix que nous ont coûté les mines d'or, au rapport des voyageurs les plus éclairés. Elle était naturelle dans ce pays; et si l'on en croit M. de Paw, le peu d'individus qui sont restés de la race primitive sont plus ou moins affectés de ce mal. Ce n'est pas qu'en Amérique, elle se manifestât de la même manière qu'elle se manifeste parmi nous; c'étaient là des verrues, des excroissances d'une forme et d'une couleur qui lui firent donner le nom de *framboises*. Nous la retrouvons à peu près telle dans le pian; en se transformant, elle dut suivre la loi que lui imprimaient les climats.

Un allié naturel s'offrait d'abord à elle, c'est le vice scrofuleux, que Ménès avait observé, que Ménécrate avait prétendu guérir le premier, et qu'il n'avait pas extirpé, du moins qui reçut de son allié des qualités nouvelles, comme il dut lui communiquer quelques-unes des siennes (1).

Il n'est pas besoin que je dise le mode d'inoculation du virus; mais j'ai besoin d'ajou-

---

(1) J'avais d'abord tenté de parler ici d'une double alliance. En effet, le scorbut n'a pas des rapports moins intimes que les écrouelles avec la syphilis; mais je me suis aperçu que je traçais ici la généalogie du mal vénérien. Or, il n'est pas prouvé que le scorbut ait précédé la syphilis. Ou ces deux maladies ont éclaté en même temps, si l'on appelle du nom de scorbut la maladie décrite par Forster, qui affecta l'escadre de Vasco de Gama en 1498; ou le scorbut est postérieur à la syphilis, si l'on adopte l'opinion de ceux qui n'en reconnaissent les véritables caractères que dans l'épidémie dont la flottille de Cartier fut victime en 1535. Je sais que des interprétations forcées font remonter bien plus haut cette origine. On cite l'armée de Germanicus; on veut que les vingt-cinq

ter que la sueur, la salive, le lait, lui servent de conducteurs quelquefois.

On distingue communément les maladies vénériennes en plusieurs classes, et rien de plus vrai pour qui ne met en ligne de compte que plus ou moins d'intensité du mal; mais on veut qu'il y en ait de bénignes et de malignes, de communicables et de non-communicables, de virulentes et de muqueuses; on veut, enfin, qu'il y ait tel mal vénérien qui ne soit pas vérolique ou susceptible de le devenir. C'est principalement à simplifier le principe que ce chapitre est consacré; le lecteur décidera.

Parlons d'abord de la vérole proprement dite, de cette affection que nous nous accordons tous à nommer vérole; il n'y a pas deux

Normands qui partirent en 1002, sous la conduite de Tolstein, pour la conquête de la Finlande, aient péri du scorbut; et il est certain que la description que nous a laissée Joinville du mal qui fatigua si cruellement les croisés en 1250, semble s'appliquer à ce fléau. Mais n'a-t-on pas dit aussi de la syphilis, qu'elle existait avant la découverte du Nouveau-Monde? Tenons-nous-en au moins à l'histoire; dans un Chapitre historique, les conjectures n'auront que trop leur tour.

opinions sur ce point. Rien de local, rien de partiel; les organes de la génération ne sont pas plus spécialement affectés que d'autres. Dans des délais plus ou moins éloignés, elle peut se montrer, par des signes effrayans, aux parties contractantes, comme aux parties les plus éloignées de l'infection primitive qui fut le contact. L'invasion est universelle, l'économie entière est altérée; le virus entre dans la masse des liquides, circule avec eux et se disperse partout. Les os même prennent part à ce grand travail de la machine, ils se tuméfient, se dissolvent, se décomposent, et l'ennemi dévore jusqu'à leur substance.

Dans ce combat inégal, mais atroce, du virus contre toutes les forces vitales, nul auxiliaire plus puissant que le mercure; lui seul peut se glisser et pénétrer les profondeurs où le virus a pénétré, le suivre dans les voies qu'il a obstruées. Il n'y a qu'un point indécis, après l'y avoir suivi, comment l'attaque-t-il? Est-ce en l'embrassant étroitement, en se mêlant avec lui pour l'anéantir? est-ce en le repoussant violemment au dehors? En un mot, le mercure agit-il sur le virus par quelque sympathie occulte, ou par sa gravité spécifique? Je me range de ce dernier avis; le premier conduit dans un cercle vicieux, du moins dans une progression mal définie, car qui poussera au dehors les atomes neutralisés? Et si le mercure a besoin lui-même d'un levier pour que son action prévaille, qui nous garantira qu'il ne faudra pas un appui à cet auxiliaire?

Il est certain que dans les pays chauds, les sudorifiques suppléent en partie aux effets du mercure. Les Américains, qui ne pouvaient connaître le mercure, se délivraient par l'usage du gaïac, et autres sudorifiques aidés de l'influence active de la chaleur du climat, et parvenaient à une guérison avec les médicamens sudorifiques qui n'agissent que par expulsion.

Ceux qui ont distingué la gonorrhée de la vérole, distinguent aussi des gonorrhées symptomatiques, et des gonorrhées idiopathiques. Les premières, ainsi que leur dénomination l'atteste, sont des indices de vérole; les autres existent par elles-mêmes, et sans aucun rapport à la vérole. Il est aisé d'apprécier, dans cette distinction, un premier embarras. Quoi, la gonorrhée, essentiellement distincte de la vérole, en serait pourtant un symptôme! Et ils reconnaissent qu'elle cède comme la vérole à l'action du mercure; c'est du moins l'avis du plus grand nombre ; ils reconnaissent aussi que le fléau gonorrhoïque peut produire des chancres. Continuons cet exposé.

Il est, disent-ils, une gonorrhée virulente et une bénigne. Cette dernière est le *glet* des Anglais ; ici même observation, même raisonnement. Pensez-vous que la gonorrhée bénigne guérisse d'elle-même ; que même sans de nouveaux excès, elle ne puisse devenir purulente, si on la néglige ; qu'un mauvais régime diététique ne l'aigrisse point ?

L'impuissance même du mercure mal attestée peut-être, ne prouve rien, sinon que le siége de la gonorrhée est moins accessible au mercure. Dans les voies urinaires, l'action du métal s'affaiblit et s'émousse. Mais qu'est-ce à dire ? Parce que le cérat ne pourra point être appliqué sur une brûlure intérieure, prétendrez-vous que cette brûlure n'en est pas une, ou que le cérat ne la soulagerait point, s'il y pouvait être appliqué, ou qu'il y a des brûlures de nature diverse ?

Les *fleurs blanches* me fournissent encore cet argument. On connaît l'opinion générale qui attribue cet écoulement à une humeur dartreuse, dans le vagin, ce qui arrive

quelquefois ; ou plutôt à un vice scrofuleux, ce qui peut être vrai aussi, comme à
la faiblesse de l'estomac et aux mauvaises digestions. Mais nous avons signalé l'étroite
alliance du virus scrofuleux avec le vénérien, et que le scrofule avait comme reçu
du virus vénérien une vie nouvelle ; cette
distinction ne prouverait donc rien.

D'un autre côté, l'on reconnaît que les
gonorrhées négligées sont bien souvent sui-
vies d'éruptions dartreuses. Mais les éruptions dartreuses, ne sont-ce pas quelquefois
des symptomes d'une vérole dévoyée et dégénérée, comme cela arrive presque toujours dans son accroissement ?

Je trouve dans la cure des bubons et dans
leur transformation possible une preuve nouvelle. Tout le monde convient que les chancres sont un signe de vérole, et les faiseurs
de distinction assurent que parmi les bubons, il en est aussi qui ne sont que des
symptomes de ce mal, d'où leur nom de
symptomatique et idiopathique, pour parler
leur langage. Ce bubon, s'il se ramollit et
qu'on le néglige, devient un chancre ; tandis
qu'à son tour le chancre, répercuté comme
l'écoulement, produit le bubon.

J'ai voulu établir l'homogénéité des maux

vénériens ; on a pu voir dans mon introduction, on verra dans la suite, tout ce qu'une
telle proposition apporte d'autorité à mon
systême. Mais ce n'est pas l'honneur d'un
systême que je défends, c'est l'intérêt de l'humanité. Il faut que la jeunesse, avide de plaisirs, soit bien convaincue que toute infection
provenant d'un commerce impur est la vérole, ou un germe déguisé de vérole, qui demande une guérison positive par l'administra-
tration d'un bon traitement, bien ordonné
d'abord selon les formes du tempérament et
de la nature de la maladie, bien surveillé,
et surtout assez long-temps soutenu après la
cessation des symptomes, pour ne pas laisser
dans l'avenir des craintes de voir reparaître
la maladie sous d'autres formes, ou sous
ses formes primitives ; ce qui arrive plus
souvent qu'on ne pense. L'Esculape défend
son savoir, en prétextant une infection nouvelle. Voilà comme il y a réponse à tout.

CHAPITRE II.

Du Mercure.

Si l'analyse chimique ne s'était montrée

impuissante contre le virus vénérien, s'il nous était donné d'en démêler les principes, d'en connaître parfaitement la nature, toutes les industries de l'art se tourneraient vers un agent médiateur.

Malheureusement, depuis plus de trois siècles que ce virus a pris possession de notre Europe, il n'a pu nous être connu que par ses foudroyantes invasions et ses incalculables ravages ; dès-lors nous avons dû agir sur lui, comme sur un insidieux ennemi, dont on a connu la férocité sans deviner précisément la trempe de ses armes ; et sa nature échappant à nos recherches, tous nos efforts ont dû se borner à le bannir.

Sous ce rapport, le mercure était le seul agent qui nous convînt ; outre qu'il est éminemment divisible, il est d'une gravité spécifique, supérieure à celle du virus, c'est-à-dire qu'il a la double propriété de le poursuivre partout ou presque partout, et de pouvoir le pousser hors des limites où il s'est retranché, donné en légères frictions.

Le virus, tenace et visqueux de sa nature, est doué d'une faculté d'insinuation peu commune ; il attaque avec un succès progressif les parties liquides, les substances muscu-

leuses, tendineuses, les solides de notre économie; surtout il s'attache par un long séjour à la charpente osseuse. Le traitement de
la lèpre avait donné au mercure un commencement de renommée; mais avant même
d'appliquer à la lèpre son étonnante activité,
on l'avait distingué de la foule des minéraux
par sa fluidité. Dioscoride avait enseigné de
le séparer du cinabre; les Arabes avaient
trouvé le sublimé corrosif (aujourd'hui muriate suroxigéné de mercure), l'eau-forte,
l'eau régale, le précipité rouge (oxide), et le
nitrate d'argent. Avicène, prévoyant comme
par inspiration tout ce que l'intervention d'un
tel agent apporterait avec elle de périls, avait
cru devoir le renfermer dans des limites certaines. Au quinzième siècle, une fausse analogie sauva peut-être le genre humain; on
s'imagina que ce virus, essentiellement ennemi de la lymphe, n'était qu'une maladie
cutanée, et parce que les frictions d'onguent
mercuriel guérissaient la plus hideuse des
maladies de la peau, l'on crut qu'elles guéri-
raient aussi ce virus inconnu; ainsi, l'on se
trouva par hasard sur le bon chemin, et l'erreur conduisit à la vérité.

Ce n'est pas qu'il ait gardé toujours un ascendant sans partage. A peine fut-il adopté, qu'il lui fallut, par une autre innovation, céder sa place aux sudorifiques. Paracelse le rétablit dans ses droits, et Jean Charpy l'y confirma. Malheureusement, ce remède héroïque devient quelquefois un poison, par sa vertu irritante et dissolvante ; il aggrave quelquefois les symptomes du mal, surtout quand ce mal est combiné avec d'autres qui favorisaient trop puissamment ses vertus résolutives ; et je trouve dans cette expérience une preuve nouvelle que l'ascendant du mercure sur le virus n'a pas pour cause quelqu'affinité chimique, mais plutôt sa gravité naturelle et son action pénétrante dans la combinaison du virus ; les agrégats sont plus denses, les résistances plus fortes, l'action du mercure par conséquent moins puissante.

Tout le monde sait que le mercure se prend à l'intérieur et à l'extérieur ; mais l'un et l'autre procédé rencontrent bien souvent des tempéramens rebelles. Il en est de tellement irritables, et qui sont en si grande opposition avec le remède, que la plus faible dose du minéral suffit pour les ruiner ; cure atroce en effet ! des douleurs de tête incroyables, des anxiétés générales, les gencives et les glandes maxillaires horriblement gonflées, enflammées ; bientôt après , une exulcération , couverte d'oscarres blanches ; une odeur fétide , l'infection générale de la langue , de la voûte palatine , de la luette , et de tout l'intérieur de la bouche , et pour comble la carie qui fait tomber en pièces les os palatins , et tout le voisinage osseux , et par solution de continuité , les os du nez , qui étant des plus spongieux , sont très-susceptibles de carie.

La méthode de la salivation n'en était pas moins généralement suivie ; à la honte de notre siècle, on y revient même quelquefois aujourd'hui , soit habitude, entêtement, ou ignorance.

C'était par cet épouvantable moyen, qu'on prétendait épurer un sang corrompu : en cinq frictions on couvrait de mercure tout le corps; dès-lors la tuméfaction de la bouche et de la gorge, extrême difficulté dans la déglutition et même impossibilité complète, l'ébranlement et la chute des dents, transports au cerveau, délire, spasme général, convulsions, par la suite, phthisie nerveuse, marasme, atrophie. A ce traitement de la salivation, l'expérience et l'humanité substituè-

rent la préparation du minéral par extinction ; celle-ci plus lente, il est vrai, aussi sûre
contre le virus, mais surtout beaucoup moins
hideuse, d'un appareil moins effrayant, laisse
dans ses effets plus faciles à gouverner, des
espérances plus positives, sans risquer la destruction des parties où l'infection avait accu-
mulé ses efforts ; même dans cette méthode
par extinction, c'est en vain que l'on se flat-
terait d'un succès universel.

Avant Hunter et Cruskhauk, on pensait
que tous les pores de la peau étaient également perméables de l'extérieur à l'intérieur,
que les particules médicamentales des topiques pénétraient les tégumens sur tous les
points du contact, et parvenaient aisément
jusqu'aux obstructions, à travers les porosités des substances intermédiaires.

Cependant l'observation a corrigé cette erreur ; on sait qu'il n'en est pas des surfaces
du corps animal, comme celles des corps
inorganiques, et qu'avant d'appliquer les topiques sur les congestions glanduleuses de
l'extérieur, il faut examiner soigneusement
quelles sont les parties de la peau dont les
vaisseaux inhalans vont se décharger de leurs
absorptions dans les corps glanduleux qui

sont les plus malades; que si les tégumens, immédiatement placés sur le lieu de la congestion, ne correspondent point par leurs absorbans avec les corps glanduleux, les molécules des topiques, après l'absorption, ne pouvant parvenir et arriver librement sur l'organe malade, iront frapper par une fausse direction, sur d'autres glandes saines auxquelles leur action n'est point utile et pourrait être funeste. Or, il est très-rare que les glandes conglobées, que la nature a placées sous la peau, reçoivent leurs afférens lymphatiques, de la portion des tégumens communs; ces afférens leur arrivent de plus loin. Ceci explique un phénomène remarquable.

Rarement le chancre au gland est accompagné du bubon vénérien, qui accompagne presque toujours le chancre au prépuce; c'est que les lymphatiques superficiels de la verge aboutissent aux conglobées voisines du pubis, au lieu que les absorbans du gland vont se jeter directement dans le sein des veines iliaques où le virus vénérien ne s'arrête presque jamais.

Par un effet de ce principe, que le meilleur médicament est celui que l'on peut rendre alimentaire, le mercure pris à l'intérieur est un excellent auxiliaire des frictions, surtout dans l'invasion de la vérole, auxiliaire qui a besoin d'être tempéré lui-même par les bains, et dont une extrême prudence doit diriger l'emploi.

On connaît un autre procédé, qui n'est point l'absorption par le frottement, ni l'absorption par la digestion, mais qui participent ensemble. Ce procédé mixte consiste à promener dans la bouche le calomélas.

S'il faut en croire l'inventeur, cette préparation mercurielle sera d'un plus sûr effet que si l'on prenait le mercure en boisson; d'abord à cause du peu d'irritabilité de la bouche, en comparaison de l'estomac et des intestins; ensuite par le peu de séjour que le mercure pris en boisson fait dans le corps ; car il ne suffit pas d'introduire le mercure dans la circulation, il faut aussi l'y maintenir, et qu'il puisse circuler librement, sans que son action devienne dangereuse. Pour épargner des dégoûts aux malades, quelques praticiens ont appliqué le calomélas, en forme de suppositoire, sur la surface interne du rectum, réputé la partie la plus absorbante du corps; ceci ne change rien au principe, ni à l'action qui peut en être le résultat. L'on a souvent modifié le mercure par un mélange avec l'opium ; c'est, n'en déplaise, associer deux poisons, irriter et affaisser tout ensemble ; c'est par un double désordre que le malade échappe à un tourment. En théorie, il ne résulte rien de fâcheux de l'alliance des contraires ; mais en pratique, il peut arriver que les contraires paraissent d'intelligence, pour emporter chacun sa part d'une proie commune. Les plus savans ne sont pas les plus heureux ; Boërhave, imbu de l'idée que le virus vénérien résidait dans la membrane adipeuse, alla s'imaginer qu'il n'y avait pas d'autres moyens de guérir ses malades que de les réduire à l'état de squelettes ; il n'y réussit que trop. Avant que Plenk eût mitigé le sublimé corrosif par la gomme arabique, on ne se faisait pas scrupule de le prescrire à de très-fortes doses ; Van Svyeten donna le premier, ce dangereux exemple ; et des faiseurs d'aujourd'hui qui ont acquis une grande réputation, ne craignent pas de l'imiter, même de le surpasser ; ils le donnent en substance ; c'est détruire et ruiner à jamais l'estomac pour épurer le sang : trop longtemps les remèdes ne furent qu'un échange de maux.

CHAPITRE III.

Des Injections.

Nous voici parvenus au point principal, à celui qui intéresse le plus, peut-être, l'humanité ; il s'agit d'une mode : or, je ne sache rien de meurtrier comme la mode en médecine et en bien d'autres choses.

Ou je me trompe fort, ou le peu de confiance du docteur Clare dans son système, perce jusque dans ses critiques contre les systêmes étrangers. Entendez-le sur la méthode de Cullen, laquelle consiste dans des purgatifs soutenus et répétés : c'est enflammer le rectum, dit-il, et porter l'irritation jusque dans la vessie ; et lui-même vient nous ordonner l'usage d'un remède capable de contracter, d'ulcérer même la vessie, et il en convient ; il ajoute que des purgatifs violens peuvent transformer une simple gonorrhée en vérole, et il veut que le virus gonorrhoïque soit d'une nature différente de la vérole.

Il redoute le sédiment que le mercure déposerait dans l'urètre, et il ne craint pas l'irritation et la douleur que les astringens vi-

trioliques peuvent y causer. Avec quelle imprudence il ose rétrécir ce canal !

Voyez comme il multiplie les précautions,
comme il se ménage d'avance des excuses :
N'enfoncez pas trop avant, dit-il, vous allu-
meriez l'incendie ; ne vous hâtez pas trop de
retirer la seringue, il n'y aurait rien de fait;
une dose trop faible est inutile, une dose trop
forte est un poison.

D'abord il avait gardé pour lui son secret ;
plus tard, vaincu par les instances des ama-
teurs, il le divulgua ; mais toutefois en aver-
tissant qu'il faut beaucoup d'art, et de soins,
et de précautions dans l'exécution, et qu'il
n'y a que des mains doctorales à qui la cure
puisse être confiée. Quoi! charger une seringue, pousser le piston à moitié, attendre
une minute, achever ensuite, c'est là une de
ces opérations qui réclament toute l'habileté
d'Hyppocrate ? Oh! que notre jeunesse est
assez ingénieuse, assez adroite, assez avide
de guérison pour se passer de leçons et de
maîtres ! Or, remarquez qu'en critiquant la
méthode des purgatifs doux du médecin For-
dyce, notre auteur demande : Et qui pourra
assurer que le malade n'aura que deux ou
trois selles par jour ? Et qui pourra répondre

même , dans l'hypothèse de la différence du virus , que l'injection seule sera arrivée précisément jusqu'où elle doit aller, qu'elle s'arrêtera juste au point où elle doit s'arrêter, quand un coup de piston de plus ou de moins, qu'un simple mouvement si facile à manquer dans l'exécution , peut non-seulement favoriser le séjour de l'ennemi , mais encore lui donner de nouvelles forces ?

L'inventeur de la doctrine nous enseigne que la dissolution vitriolique , astringente , combinée d'autres substances analogues , injectée dans l'urètre , guérit la blénorrhée en moins de temps que toute autre dissolution; c'est là une assertion qui n'a d'autres preuves qu'elle-même ; et je récuse l'autorité d'un témoin , quand c'est dans sa propre cause qu'il témoigne.

Je vais plus loin, j'accorde ce qui n'est nullement prouvé , ce qui ne saurait l'être , ce que je crois en contradiction avec l'analyse chimique. Je consens à reconnaître dans le vitriol cette étonnante faculté de dessécher et de cicatriser les excoriations , et les ulcères gonorrhoïques; ce qui est bien autrement commode pour le systême, je veux que la gonorrhée n'ait pas pour cause un ulcère ; qui

m'assurera maintenant qu'il n'y a pas eu ré-
percussion ou métastase ? qui se rendra garant de la pureté d'un sang où ce virus, ce
mucus, si l'on veut, a pu s'introduire? Pour
l'oser, il faudrait avoir suivi la maladie, la
convalescence même dans tout son cours ; il
ne faudrait ne présenter plus que d'équivo-
ques apparences ; car si, trop malheureusement pour l'humanité, il est prouvé que le
mercure, cet agent souverain, de bienfaiteur qu'il doit être, devient meurtrier ; si,
malgré toutes nos combinaisons et toute
notre prudence, il se trouve ou insuffisant
ou surabondant ; si même après le gonflement des gencives et la salivation, signes
propices aux yeux d'un grand nombre, et qui
attestent au moins une guérison commencée,
même après la disparition des symptômes et
des accidens, il n'est pas de médecin qui puisse
affirmer en son ame et conscience que le virus est expulsé, s'il n'est pas rare de voir des
maladies vénériennes, en apparence éteintes,
reprendre au bout de quelque temps leur première férocité (1).

____

(1) Si je ne craignais de rebuter, par l'épaisseur
du volume, l'attention de mes jeunes lecteurs, que

Si un gonflement de glandes ou un reste de bubon imparfaitement détruit renferme quelquefois un germe d'autant plus violent dans ses développemens ultérieurs, qu'il a plus long-temps dormi dans toutes les profondeurs des organes ; si, comme l'expérience l'atteste, un virus chassé des organes qu'il affectait, d'abord chassé des organes où il s'établit, ensuite poursuivi également de siége en siége, a pu se réfugier dans une dent cariée, par exemple, de quel droit un agent moins actif, moins divisible, spécifiquement

---

d'exemples je pourrais citer de ce sommeil trompeur du mal! En voici un entre mille :

M. D*** (1) avait une petite glande circonscrite qui ne donnait pas la plus légère incommodité, sans douleur, d'une grande dureté, qui ne le gênait en rien. Après vingt-deux ans, en sautant un fossé, l'effort qu'il fit pour franchir, déchira le kiste, qui contenait le plus subtil poison ; la liqueur fut extravasée dans les interstices des muscles ; dans trois jours, il périt de la gangrène. Que l'on juge par un tel exemple de ce que peut un virus délétère qui a long-temps séjourné, et par son séjour acquis le mordant du poison le plus terrible! Qui n'a vu des caries ruiner sourdement les os plats de la tête ou les cylindriques de la jambe, ou le fémur! Et le malade vivait depuis bien des années dans une sécurité profonde.

(1) Officier dans Vermandois.

moins pesant, approprié seulement, de l'aveu même de ses prôneurs, à une seule branche de la maladie, oserait-il réclamer pour lui la confiance que nous n'accordons pas même à l'autre ? Voici une remarque digne d'attention ; c'est un fait généralement reconnu, que la qualité irritante du mercure est son principal et peut-être son unique inconvénient ; ôtez un moment cette qualité, il ne lui restera plus que tous les dons salutaires que tant d'expériences attestent. Dès-lors, l'on peut laisser les frictions et tout leur appareil fastidieux, où nul danger n'existe, nulle précaution n'est utile. Le mercure pourra devenir aliment ; on le confiera impunément à la circulation par la plus simple et la plus courte voie, et Plenk n'aura fait que gâter Van Svyeten. Que si, malgré ses déguisemens et ses enveloppes gommeuses, et la foule des lénitifs qui le mitigent, cette seule faculté d'irritation compense et même détruit tout l'effet des autres facultés ; que sera-ce d'un poison éminemment corrosif, que, pour tout expédient, vous délayez dans une eau mucilagineuse ! Croit-on pouvoir raisonnablement remplacer un hôte quelquefois importun par une incendiaire ? Clare assure dans ses notes, qu'un traitement opportun de la blénorrhée l'empêche de se généraliser ; c'est pourquoi il ajoute que l'efficacité de son remède dépend d'une prompte application. La gonorrhée peut donc devenir vérole ; elle peut devenir telle sans transformation, sans addition de quelque autre virus, par son acrimonie seule. La vérole n'est donc que la blénorrhée adulte ; il y a donc identité.

Dans la gonorrhée, dit le savant médecin, le canal de l'urètre n'est pas ulcéré, il n'est qu'écorché : belle raison ! comme si un ulcère ne pouvait commencer par une écorchure ! comme si un ulcère commençant devait paraître aussi profondément creusé qu'un ulcère vieilli ! J'approche mon doigt du feu, il s'y forme une ampoule, je l'y laisse plus long-temps, les chairs se torréfient ; direz-vous que le feu qui a provoqué l'ampoule, et celui qui a torréfié les chairs, ne sont pas d'une même nature ?

Pour l'honneur de sa logique, le docteur anglais devait dire que le mucus de la gonorrhée n'est pas le pus de la vérole. Tout croule, pour peu qu'on suppose que ce mucus et ce pus sont une même substance ; c'était donc le côté qu'il fallait fortifier ; c'était la place qu'il fallait, avec le plus de soins, garantir du siége. Sans doute nous la verrons entourée de bonnes palissades ; en langage moins métaphorique, sans doute, c'est là que le docteur aura réuni ses plus solides et ses plus subtils argumens ; au contraire, c'est la partie la plus faible, la plus attaquable, la plus démantelée. Tout ce qu'il peut dire en faveur de la bénignité du mucus, c'est que l'écoulement gonorrhoïque et l'écoulement muqueux provenant d'un rhume, paraîtront à l'œil le plus exercé, un même écoulement, et que si l'on reçoit l'un et l'autre sur un mouchoir ou du linge, il ne sera pas possible de le distinguer.

Sont-ce donc là des argumens? Sont-ce des preuves? Et combien de substances, je ne dis pas étrangères, mais opposées, présentent une configuration à peu près semblable? Qui saura distinguer au premier coup-d'œil le sel marin desséché ou autre, de l'arsenic pulvérisé, la tache faite par le blanc d'œuf de la tache faite par la liqueur spermatique? Est-ce à dire que l'arsenic et le sel, que le sperme et le blanc d'œuf sont une même substance? Et ne pensez pas que ce défaut de preuves ait pour cause le peu d'importance que l'auteur attachait à cette partie de son système, puisqu'elle en est le seul appui. Il comprenait aussi bien que nous, tout ce que la différence du pus et du mucus bien constatée lui apporterait de soutiens, tout ce que l'identité de ces fluides, même soupçonnée, lui apporterait d'entraves.

Si la partie de l'ouvrage qui devait être la plus forte se trouve la plus faible, il ne faut pas dire que l'auteur n'a pas voulu, il faut dire qu'il n'a pas pu la fortifier. A la vérité, nous le voyons nous-mêmes aller au-devant de l'objection.

« Tous les écrivains pensent, dit-il, qu'une
» seule goutte de pus acrimonieux absorbée
» dans le sang est capable d'affecter tous les
» fluides, d'irriter les vaisseaux et de pro-
» duire des maladies dangereuses, telles que
» la fièvre putride, etc., etc.

» D'après cela, il n'est, et il ne fut jamais
» d'être pensant, qui voulût adopter une
» pratique aussi dangereuse et aussi dépour-
» vue de raison. Mais quand la matière de
» l'écoulement est du mucus pur, quand il
» est prouvé qu'il n'a aucune relation avec
» l'économie animale, ni avec le système de
» la circulation, alors l'on peut le détruire

» avec autant de sureté qu'on enlève les or-
» dures ou les mal-propretés qui s'attachent
» à la surface du corps. »

Ainsi, de l'aveu du docteur, pour que sa pratique ne fût pas dangereuse et contraire à la raison, il faudrait qu'il fût *prouvé* que ce qu'il nomme le mucus, n'a aucune relation avec l'économie animale, ni avec le système de la circulation.

Mais à ses précautions, à ses défiances, à ses craintes, qu'un long retard ne généra-lise le mal, on voit, au contraire, qu'il soup-çonne quelque relation de ce mucus avec l'é-conomie animale, quelque probabilité de son introduction dans le sang. Il a sans doute pressenti les objections ; mais qu'est-ce que des objections pressenties et non résolues , sinon l'aveu d'une erreur ou d'un tort ?

Tout le mal est venu de confusion ; parce qu'il y a un écoulement muqueux , lequel ne peut jamais dégénérer en vérole , notre doc-teur a placé, de son autorité propre , une in-surmontable barrière entre la vérole et la blénorrhée ; parce qu'il existe un mucus , le-quel ne peut jamais se convertir en virus , il n'a pas craint d'en étendre les caractères à un mucus susceptible de cette transformation.

C'est le chapitre des fausses analogies. Telle femme avec des fleurs blanches se laisse approcher impunément, telle autre avec des fleurs blanches donne la gonorrhée ; c'est que les fleurs blanches de la première ne sont mêlées d'aucun principe vénérien, et qu'un écoulement vénérien est venu se mêler dans les fleurs blanches de la seconde. J'ai vu des femmes attribuer l'échauffement dont elles étaient affectées à un reste de menstrues ; il est possible qu'elles fussent elles-mêmes trompées ; mais le principe *nemo dat quod non habet*, n'a pas d'exception.

Voilà donc, sous des formes semblables, deux mucus essentiellement différens ; l'un est contagieux, et l'autre non. Le premier est donc virulent, il est donc de la même nature que la maladie syphilitique la plus compliquée. Le systême des injections repose donc sur un fait faux, et sur une identité absurde.

CHAPITRE IV.

Des Véroles chroniques.

L'expérience nous atteste un fait désolant pour l'humanité ; c'est le retour des maladies vénériennes qu'on a cru guéries, et qui pendant un laps de temps ont paru l'être. L'on a vu des exostoses, des hyperlostoses, incontestables indices d'une vérole enracinée et dégénérée, disparaître au bout d'un temps considérable, et faire place à une maladie toute différente, comme le lumbago, par exemple, qui cède au moxa, selon quelques observations; car les douleurs véroliques, lorsqu'elles sont compliquées avec les douleurs rhumatismales, résistent encore moins au feu qu'au mercure.

Souvent, il faut l'avouer, et que ce soit une justification de la nature, ces retours ont moins pour cause la tenacité du mal, que l'absurdité des traitemens; c'est ainsi que des jeunes gens font disparaître des chancres, des blénorrhées, en avalant la quantité de poudre à canon qu'il faudrait pour une charge ordinaire de fusil, après l'avoir fait dissoudre dans de l'eau de forge de maréchal ; ils arrêtent aussi les progrès des chancres, en les saupoudrant avec la pierre de vitriol bleu, ou l'eau alumineuse, et quelquefois la sabine, inspirée par le génie du charlatanisme, qui fut toujours le génie du mal.

Mais trop souvent aussi les accidens survivent à une cure régulière ; l'art déconcerté fléchit sous l'ascendant du mal ; une puissance supérieure semble se jouer de toutes ses combinaisons ; et, dans ce nombre infini des variétés bizarres, on serait tenté de se demander si l'exception est la règle, ou si la règle est l'exception : ainsi des bubons squireux dégénèrent en cancers, des bubons abcédés deviennent fistuleux, le virus chassé de tous ses autres siéges se retire souvent dans ces restes d'incisions imparfaites, dans ces callosités trop ménagées ; il s'y choisit un repaire où il couve quelquefois des années entières, passif et immobile, et incommunicable ; mais, à la première occasion, et les occasions ne sont pas rares, il s'échappe et rompt ses digues, et de nouveau se répand dans tout le corps pour y porter des ravages si profonds que la gangrène en est le dernier résultat. Plus féroce et plus meurtrier dans cette seconde invasion, le caractère des bubons est loin d'être fixe; dociles quelquefois et facilement solubles, ils présentent peu d'obstacles à l'art et peu de dangers aux malades; quelquefois participant de la nature des tumeurs froides ou d'un autre virus, indolens en apparence, on dirait d'abord qu'ils suivent, dans leur affaissement, les progrès du remède, jusqu'à cequ'enfin, de toutes les glandes qui concouraient à sa formation, il n'en reste plus qu'une où la suppuration établit son foyer, qui, peu à peu dégénère en *carcinome*; et, en produisant une succession de phénomènes nouveaux, finit par une fistule d'une guérison difficile. Quelquefois le virus mal-adroitement répercuté, enfante les *tumeurs* gommeuses, les tophus et tous les désordres qui se jettent sur les os pour les tuméfier, les carier, dissoudre la partie spongieuse du *diploë*, en enlevant à la partie terreuse toute sa solidité, et les rendre friables. J'invite les jeunes gens à lire ce chapitre; quoiqu'il ne dise pas tout, il en dit assez pour faire deviner ce qu'il ne dit pas. Il ne tenait, certes, qu'à moi de charger le tableau; mais ce n'est pas le désespoir que je veux inspirer, c'est la méfiance contre le charlatanisme.

CHAPITRE V.

Des Maladies vénériennes héréditaires.

C'est ici le chapitre le plus triste ; s'il est cruel de penser que des fautes légères soient sévèrement punies, il est cruel d'imaginer qu'on est souvent puni pour les fautes des autres : une telle croyance, à la vérité, nous vient de haut et de loin, et pourtant il y a dans cette succession de maux, dans cet héritage de misères, quelque chose de si désolant que l'on serait tenté d'accuser la Providence, si nous ne savions pas que la vie est un passage, et que l'art nous soutient quelquefois contre les tyrannies ou les nécessités de la nature.

Ne soyons pas surpris qu'il se soit trouvé des incrédules pour l'existence des maladies héréditaires. Que n'a-t-on pas nié ? Quelle est l'évidence que le génie capricieux de l'homme n'ait soumise au doute ? Comme aussi que n'a-t-on pas cru ? Quelle est l'erreur grossière que les hommes n'aient adoptée comme un axiome ? car les sottes crédulités sont en aussi grand nombre que les sottes incrédulités. Hyppocrate avait dit que les membres sains renvoient des germes sains, et réciproquement : *semen ab omnibus partibus corporis prodit à sanis sanum, à morbosis morbosum.*

Tout ce qu'il y a de savans hommes parmi les anciens et parmi les Arabes, restaurateurs de la médecine, plusieurs même parmi les modernes, ont cru à l'hérédité des maladies, avec des modifications et de nouvelles combinaisons. L'on ne doutait pas que l'asthme, l'hémoptysie, la phthysie pulmonaire, ne se transmissent du père aux enfans ; on a cru même à la transmission des hydatides. Au rapport de Fernel, il suffit qu'une femme éprouve une pleurésie dans sa grossesse, pour que son enfant soit dans le cours entier de sa vie sujet aux pleurésies. Au rapport de Linné, un homme travaillé de coliques gastriques, ne fut délivré que lorsqu'il devint père, mais son enfant hérita de ce mal. Cette hérédité est démontrée, du moins pour les coliques rénanes, calculeuses. L'abbé Spallanzani a mis les vers intestinaux au rang des maux héréditaires ; et Tissot dit, en propres termes, *la faiblesse des nerfs s'hérite*. Enfin, à cette époque, des doutes savans et des hardies conjectures, à cette époque où les mêmes esprits, acharnés contre les vérités éternelles, encensaient les plus monstrueuses erreurs, il se fit une révolution contre les maladies *innées*, *connées*, c'est-à-dire, des maladies transmises par la génération et par la nourriture première ; car, en mettant au rang des fables cette influence de l'imagination de la mère sur le fœtus, comme si l'imagination pouvait exercer quelque pouvoir sur un corps étranger, on ne saurait contester la communication, au moins médiate, de la mère à l'enfant, par les radicules du placenta et le cordon ombilical, ni douter que le sang de la mère ne pénètre l'enfant par ces porosités ; le sang, cette liqueur perfectionnée et toute empreinte des qualités de l'individu. Mais le raisonnement aime toujours à lutter contre l'observation. Quoi ! mon père aura pu me transmettre les traits de son visage, la hauteur de sa stature, sa complexion, même ses goûts et ses talens, et ses maladies seules resteraient incommunicables! J'hériterais de ses vices ou de ses vertus, et je n'hériterais pas de ses infirmités? Heureuse exception, si elle est vraie! Mais tout s'accorde à la démentir. Ici, je ne remonterai pas jusqu'au premier homme et au péché originel; je n'irai point, par un étalage d'érudition stérile, m'autoriser, pour les maladies de l'homme, des stigmates du chameau; je me garderai même de ressusciter le vieil exemple des Lansada et des Bentivoglio, mis par Haller au rang des fables; mais, sans avoir recours à des faits douteux et à des analogies forcées, ne voyons-nous pas clairement que c'est la loi de la nature, que les bonnes et les mauvaises qualités se transmettent par la voie de la génération, et que la différence des races n'est qu'une dérivation de cette loi? Je suis même convaincu que les types de familles se conserveraient entiers, comme les types des espèces, sans ce mélange continuel, fruit d'une civilisation avancée, et j'affirme qu'un observateur attentif trouverait dans les pays sauvages ces distinctions naturelles, qui font reconnaître la tribu d'un homme, sans qu'il ait eu le soin de se nommer.

Je sais que les sophistes échappent, par des

subtilités, à la vérité qui les presse ; ils disent, par exemple, que les vices d'organisation se transmettent, et que les levains morbifiques ne se transmettent point ; que les besoins des organes et les difformités de la charpente ont une vertu spéciale de propagation, dont les humeurs sont privées. Est-ce donc que l'altération des humeurs est moins essentielle, moins interne, moins profonde que celle des solides ? Est-ce que le principe de la génération n'est pas une humeur, un levain ? Est-ce qu'il faudrait, par hasard, réformer ce vieux mot, que le sang de nos pères coule dans nos veines ?

Je n'ignore pas qu'il est des véroles in-transmissibles, qu'il y a des conditions né-cessaires pour cette horrible transmission ; je sais même qu'après la transmission, elles se transforment quelquefois, de telle sorte que le fils d'un vérolé n'est pas vérolé, mais ra-chitique, scrofuleux, scorbutique, comme le fils d'un goutteux n'a bien souvent qu'une humeur dartreuse, qui remplace l'humeur goutteuse de son père ; et je suis bien loin de nier les métamorphoses du plus adroit pro-thée qui se soit joué de nos investigations ; mais, pour affecter une forme différente pour emprunter un caractère étranger, est-ce moins lui? L'affection morbifique est-elle moins l'effet de sa puissance? En est-il moins l'occasion et le principe?

Je termine ici la première Partie, qui n'est qu'un exposé du caractère du virus et de ses dangers; il fallait qu'elle précédât les autres, comme l'on dresse la carte d'un pays ennemi, avant de commencer les manœuvres. Il faut le connaître pour le parcourir avec facilité, pour éviter les embuscades.

SECONDE PARTIE.

CHAPITRE Ier.

Vues générales.

JE disais, dans un livre qui a obtenu quelque célébrité (1) : « Saisir un point fixe com-
» mun à tout, voilà la science ; savoir le
» point variable qui distingue chacun, c'est
» l'art : les erreurs nous sont venues, soit
» d'avoir confondu ces deux choses, soit de
» n'en avoir conçu qu'une. »

Il semble pourtant que, de nos jours, l'on
pèche plutôt par le trop de synthèse, que
par le trop d'analyse ; je veux dire qu'on
voit plus de gens appliqués à faire violence
aux faits même différens, pour des assimilations que la nature désavoue, qu'on n'en
voit d'appliqués à tirer plusieurs ordres de
faits d'un même ordre, et plusieurs sciences

______

(1) Phthysie pulmonaire, pag. 487.

d'une même science ; c'est que l'esprit de système tend surtout à généraliser ; les assimilations qu'il multiplie, sont comme des auxiliaires qu'il se donne ; impatient de s'étendre, il cherche en eux une autorité qu'il n'est pas toujours sûr de trouver en lui-même.

La liste des Idiosynchrasiés est plus nombreuse qu'on ne pense généralement ; il existe dans chaque individu animé, un ordre de sympathies et d'antipathies qui ne se retrouve dans aucun autre ; à ces sympathies, à ces antipathies, on ne saurait assigner une cause précise, et de semblables mystères se rencontrent à chaque instant.

On doit être réservé sur la classification des maux ; à chaque règle que vous établirez, la nature opposera des exceptions. Le développement prématuré des facultés intellectuelles est presque toujours un indice de rachitis, et pourtant Voltaire ni le Tasse n'étaient rachitiques. L'on attribue généralement l'hypocondrie aux études laborieuses, aux contentions d'esprit, trop long-temps soutenues, aux passions profondes, et pourtant l'hypocondrie se montre quelquefois chez des individus qui ne se sont jamais livrés à l'étude , et dont les passions n'ont point de violence.

Il est pourtant des classifications nécessaires , parce qu'elles sont naturelles ; des influences que l'on ne saurait révoquer en doute , parce qu'en nous, et autour de nous, tout rend témoignage de ces influences. A la vérité chacune d'elles en suppose d'autres ; ce qui nous paraît simple est fort souvent composé. Il est peu d'élémens indivisibles; autant de variété dans les effets, que de complication dans les causes. Une étincelle tombée sur des matières combustibles, produira certainement la combustion , quelles que soient ces matières ; mais l'intensité de la combustion sera proportionnée à la combustibilité. Il y a des maladies particulières à chaque climat, à chaque sexe, à chaque tempérament ; mais des causes secrètes modifient dans chaque individu l'action générale de l'âge , du climat, du sexe et du tempérament.

CHAPITRE II.

Suite du précédent.

Qu'il y ait des maladies particulières à chaque climat, c'est une chose qu'on ne doit pas plus mettre en question, que les différences nationales ou les démarcations géographiques.

Ainsi le rachitis semble être le partage des régions polaires, comme les écrouelles règnent aux pays marécageux, le long des grands fleuves, et sur les hautes montagnes, comme les obstructions et les concrétions bilieuses, et toutes les maladies du foie, et par conséquent de la peau, affectent de préférence les peuples qui vivent sous la ligne. Il est aisé alors de conclure que, dans les régions polaires, ce virus attaque plus particulièrement la substance des os ; qu'il a de plus fréquentes affinités avec la bile , dans les régions équinoxiales ; qu'il se combine plus naturellement avec les diathèses muqueuses, dans les pays marécageux ou montagneux. Ainsi, qu'un Indien, qu'un Lapon, qu'un Hollandais soient infectés du virus vénérien, sinon pris à la même source, au moins égal par l'intensité, pour peu qu'il surmonte les remèdes, vous verrez les exostoses, les hyperostoses, les tophus, les gommes abonder chez le Lapon; les chancres, les cancers; les axanthêmes sordides chez l'Indien; et les tumeurs glanduleuses de toutes les sortes chez le Hollandais.

Même règle pour la différence des âges et des sexes. Quant aux sexes, on sait que la femme, par sa constitution organique, est plus humorale et plus ardente à la fois; que les systêmes nerveux et glanduleux ont chez elle un degré d'irritabilité qui n'est pas dans l'autre sexe; quant aux âges, on sait que, dans l'enfance, la lymphe prédomine, à quelques rares exceptions près; que le sang et la bile prédominent dans l'adolescence, et le sérum dans la vieillesse. Ainsi, comme la nature ne procède que par degrés insensibles, chaque passage d'une période à l'autre aura son caractère distinct. La même raison qui assigne pour domaine aux écrouelles les pays humides, leur soumettra plus particulièrement l'âge où l'humidité prédomine. On sait que le tissu des glandes, dans le premier âge, est lâche et presque sans ressort; qu'elles sont faciles plus que jamais à s'engorger; que les écrouelles disparaissent, ou se modifient, ou se transforment dans l'âge de puberté, chassées qu'elles sont par un mobile puissant, l'accroissement et le développement subit dans les forces vitales ; par une progression tout-à-fait analogue, les écrouelles qui couvent et se préparent en hiver, se montrent au commencement du printemps, mûrissent et suppurent en été, et se cicatrisent en automne.

Il suit de toutes ces analogies que le virus vénérien se manifestera de préférence par des bubons, dans le premier âge, dans les sujets les plus soumis à l'action du virus scrofuleux, et dans la saison surtout où ce virus a le plus de force; il s'ensuit aussi que, dans l'adolescence, la combinaison du virus vénérien avec les écrouelles produira des phthysies tuberculeuses, qu'elle donnera lieu à des cancers dans l'âge viril, et à des obstructions abdominales ou des congestions squireuses dans le déclin de la vie; et comme les maladies sont sœurs et se prêtent un mutuel secours, il arrive souvent que le même virus qui, avec des tégumens souples et quelque activité dans les forces vitales, se serait porté vers la peau, pour s'y manifester par des croûtes ou des teignes ou des furoncles; avec des tégumens plus durs, et une vitalité plus faible, reporte sur les organes internes toute son action, et de scrofuleux qu'il était d'abord, devient rachitique; d'où les exostoses et les condilomes qu'on remarque souvent dans les enfans infectés du vice vénérien transmis héréditairement (1), au lieu des bubons qui, dans cet âge, en sont la manifestation la plus naturelle. Quoique l'étroite affinité qui règne entre la graisse et le virus vénérien, ait induit Boërhaave dans une erreur où tomberont toujours ceux qui outreront les conséquences d'un principe vrai, cette affinité n'est pas moins réelle. Il en existe une pareille entre ce virus et les sucs biliaires, puisque les sucs biliaires tirent leur origine des sucs graisseux, et que la graisse ne saurait être infectée, sans que la bile ne

______

(1) Ou par accident: j'ai vu un enfant de M. D....; affecté d'un virus par le contact d'un baiser sur la bouche, donné par une femme de chambre infectée du virus vénérien.

partage cette infection. Il en existe une pareille entre la bile et le virus scorbutique ;
ce virus essentiellement putride, principe
hideux de la dissolution des humeurs. Ainsi,
quand le virus vénérien tombe sur un sujet
scorbutique, on peut se figurer quels seront
les fruits de cette alliance et de la dégénération de la bile attaquée à la fois par deux
ennemis si puissans, et par un troisième
ennemi qui vient s'y joindre presque toujours, le virus arthritique, surtout quand
on sait que de toutes les humeurs qui entrent
dans la composition du corps humain, la
bile est sans contredit la plus sujette à la putréfaction.

Quoique ces humeurs aient une source
commune, qu'elles tiennent plus ou moins
de la mucosité animale, qu'à proprement
parler, le grand réservoir de tous les fluides,
ce soit la masse du sang, il n'en existe pas
moins diverses affinités, divers degrés d'a-
nalogie, soit des humeurs avec ces virus,
degrés quelquefois faiblement tracés ou faiblement apperçus, mais toujours assez rapprochés, pour qu'il soit facile de les franchir.

De même, quoique chaque virus ait son

siége spécial ; que le virus rabifique , par exemple, affecte les sucs salivaires ; que le virus arthritique préfère les synovies , le virus rachitique la substance osseuse , le virus scrofuleux , la mucosité des glandes , il n'est pas rare que chacun de ces virus , converti dans l'autre , dépose les caractères qui lui sont propres , pour en revêtir d'étrangers.

Ce jeu des affinités et les combinaisons qu'il enfante , seront la matière des chapitres suivans.

CHAPITRE III.

Des Tempéramens.

Le tempérament est au physique de l'homme , ce que le caractère est à son moral ; on peut le définir une combinaison particulière des humeurs avec les solides, et surtout des humeurs entr'elles ; car si les humeurs sont la vie, comme je l'ai prouvé dans un livre outrageusement déchiré , mais qui survivra peut-être à ses détracteurs, les solides n'en sont que le récipient.

C'est un principe que j'ai déjà eu l'occasion de développer : glorieux de rompre une lance en faveur des pères de la médecine, je le rappelle ici ; car il faut bien que je prouve à mes amis et à mes ennemis, que je ne bâtis pas un systême au hasard, et qu'il y a quelque liaison dans mes idées.

Sans entreprendre ce qui serait hors du pouvoir de l'homme, l'énumération presque infinie des accidens qui se compliquent, suivant la fécondité de l'humeur prédominante ou son affinité, ou même son antipathie avec l'humeur étrangère ; sans perdre le temps à démontrer des liaisons qui se démontrent elless-même, celles des tempéramens sanguins et des affections phlogistiques, celles des tempéramens bilieux et des affections cutanées, celles des tempéramens pituiteux ou lymphatiques, et des affections glanduleuses, je ne crois pas inutile de tracer avec quelque détail, comme un tableau synoptique, les principaux rapports établis par la nature entre le virus vénérien et d'autres virus : d'ailleurs, quand j'aurai laborieusement calculé toutes les hypothèses, il s'en trouvera qui m'auront échappé ; quand j'aurai cru définir tous ses tempéramens, il surviendra quelque exception qui modifiera la règle, ou qui me forcera d'en inventer une autre. En effet, la nature est autre dans ses actes que dans les spéculations des hommes; on ne voit guères plus de tempéramens absolument sanguins ou absolument pituiteux, qu'on ne voit des cercles et des carrés parfaits; ils seraient même peu propres aux fonctions vitales, puisque la vie est un mélange. Ici, comme en toutes choses, l'abstraction est née de l'observation qui, dans la pratique, dément souvent l'abstraction.

J'examine d'abord le virus vénérien, dans son rapport avec le virus scorbutique. Je me sers du mot *rapport*, trop vague peut-être, ce mot emportant avec lui l'idée d'affinité, d'alliance. Or, le virus scorbutique et le vénérien s'attirent moins qu'ils ne se repoussent : c'est donc plutôt choc et rencontre que j'aurais dû dire. Aussi le mercure, par sa double action sur les deux virus, les fait passer l'un et l'autre dans un état de mobilité qui précipite l'action dissolvante d'un levain éminemment dissolvant.

C'est donc ici que l'art est plus utile que la science; c'est ici que chaque accident demande une méthode, que chaque traitement est un système. Si vous opérez par la salivation, craignez les plus grands désordres ; le traitement par extinction n'en est pas même exempt. A l'apparition du mercure, le virus scorbutique se révolte et s'irrite ; à peine consent-il à l'admettre déguisé, atténué, entouré de palliatifs et d'adoucissans ; et secondé surtout par l'action du temps, on devine aisément la nature du levain, à l'inspection de l'ulcère qu'il ne manque jamais de produire ; l'ulcère scorbutique se distingue par sa position et sa profondeur, par sa couleur livide, par un cercle de même couleur qui grandit avec lui, par les altérations de la peau usée, décollée et presque cadavéreuse, par la disparition et la fonte du tissu cellulaire, qui lui sert d'aliment pour fournir à une suppuration sanieuse, séreuse, ischoreuse, par la surface des chairs marquées de taches grisâtres, plombées, piquetées de points d'un rouge clair ; par l'apparition de faux bubons dont l'enveloppe se perce comme un crible, par l'écoulement d'un pus séreux et concret tout ensemble, qui détermine des hémorrhagies débilitantes et des hydropisies meurtrières.

Le vice scrofuleux est trop voisin du vice scorbutique ; il règne entr'eux une trop étroite alliance ; la communauté de leur origine est trop manifeste pour que les effets de leur contact avec le vice vénérien puissent différer essentiellement; même invasion des viscères abdominaux; même tendance à la putréfaction, à la gangrène, à la dissolution générale des humeurs.

Le rachitis étant une sorte de virus scrofuleux (1) doit offrir des phénomènes peu différens. Il en est un pourtant qui lui est propre;comme le virus vénérien rencontrant le virus scorbutique, produit communément de faux bubons, il produit de fausses exostoses ; quand il rencontre le virus rachitique, il en produit encore plus de vrais.

Les infiltrations séreuses ont une densité peu commune ; il n'y a lieu ni place qui soit respectée ; quelquefois c'est dans la profondeur médullaire des os que la suppuration commence ; les parties les plus subtiles du pus suintent à travers les pores de la substance osseuse affaiblis, dégradés, dissous par

______

(1) Ce n'est sans doute aussi que la dégénération lymphatique, portée à un haut dégré de rancidité qui la décompose et qui se dirige particulièrement sur les os, en vertu d'affinités inconnues et dans un ordre nouveau de phénomènes.

cette érosion, et s'insinuent peu à peu dans le tissu des parties molles qui embrassent les os dont elles sont les gardiens, pour les détruire et les anéantir ; ces parties engorgées, endurcies, frustrées de toute leur élasticité, dépouillées d'énergie vitale, présentent souvent à l'œil le plus exercé l'apparence de tumeurs osseuses ; il n'y a que l'anatomie et l'autopsie qui nous détrompent. Vient la combinaison du virus vénérien avec le virus arthritique, soit rhumatismal, soit goutteux ; les os font aussi les frais de cette alliance destructive. Dans la première de leurs combinaisons, l'humeur quelquefois mobile attaque de préférence les os cylindriques, ceux qui ne sont pas protégés par des muscles ; mais c'est surtout dans l'autre qu'il faut s'alarmer ; c'est la réunion de la goutte et de la vérole, qui fait d'immenses ravages. Pour premiers symptomes, infection des testicules, des glandes, des aines, de la verge même ; bientôt les articulations des os mobiles sont spécialement atteintes, d'atroces douleurs surviennent ; tantôt il se forme des pustules hideuses au voisinage des articulations sous forme d'ulcères sordides, et quelquefois rongeans et malins, qui entraînent leur des-

4 *

truction par une suppuration fétide et épouvantable ; tantôt des pustules écailleuses rap-
pellent la lèpre, qui précéda la vérole, qui
n'était peut-être que la vérole combinée avec
quelque virus arthritique.

Le mélange du virus vénérien avec le virus
psorique ou galeux doit, par la nature des
choses, offrir les mêmes apparences.

Un tempérament sec imprime à toutes ses
glandes tuméfiées une disposition au squirre ;
dans cette raréfaction des humeurs, tout doit
tendre à l'induration, tout doit prendre une
forme calleuse, ou véruqueuse, ou cancéreuse.
Aussi le vice cancéreux ne produit pas moins
de bubons que le scorbut ou les écrouelles ;
quand le virus syphilitique vient à s'y mêler,
seulement ces bubons ne sont pas de la même
nature.

Il est temps de passer à l'auxiliaire principal, au véhicule naturel de la vérole, à l'humeur qu'elle affectionne particulièrement,
où son siége s'établit de préférence, toutes
choses égales d'ailleurs, et même dans les constitutions affectées du virus que je viens de
décrire ; puisque soit médiatement, soit immédiatement, c'est d'une dégénération de la
lymphe que presque tous ces virus dérivent.

CHAPITRE IV.

Des rapports de la lymphe avec le virus vénérien.

Les maladies lymphatiques sont vieilles ; mais la connaissance de la lymphe est moderne. Les vaisseaux lymphatiques, quoique très-nombreux, incontestablement plus nombreux que les vaisseaux sanguins, quoique groupés en foule autour de chaque veine, de chaque artère, de chaque artériole, il n'est pas étonnant que les vaisseaux lymphatiques aient échappé si long-temps à l'œil de l'observateur ; tant est grande leur transparence et la pellucidité de la liqueur qu'ils renferment, au moins après le travail de la digestion.

Hyppocrate et Gallien avaient soupçonné leur existence ; mais ce n'était encore que le pressentiment du génie, et non le témoignage de l'observation ; cette gloire était réservée à des temps plus rapprochés de nous. Etablis pour absorber le fluide, et le transporter dans la masse du sang, on peut dire que les lymphatiques exercent sur ce grand réservoir de la vie une influence immense; les sucs dont ils sont remplis, ne sont proprement, ni du sérum, ni de la substance fibreuse, et pourtant ils réparent et le sérum et la substance fibreuse, qui puisent en eux un aliment reproduit sans relâche ; grâces à leur destination, l'identité du chyle du lait et du sang n'est plus une simple conjecture.

On peut considérer les glandes conglobées, comme des filtres placées sur le chemin des fluides ; c'est en le traversant, que les veines lactées et les vaisseaux lymphatiques voiturent, par un même chemin, dans le torrent de la circulation, leurs fluides confondus. Ruisch se fondant sur le déclin progressif des glandes et de leur oblitération, dans la vieillesse, conclut qu'elles ne sont pas nécessaires à la vie. Il aurait dû, ce me semble, conclure précisément le contraire.

La lymphe est sujette à deux maladies opposées, suivant le trop ou le trop peu d'énergie des vaisseaux qui la contiennent. Dans le premier cas, il y a congestion des sucs muqueux et graisseux; d'où la bouffissure, la cacochimie, l'empâtement général des viscères, les obstructions ou tumeurs froides;

d'où les hydrothorax , tristes restes des pé-
ripneumonies mal terminées , les ascites qui
succèdent aux longues dyssenteries , les hydatides enfin , dernier degré de la stagnation.

Dans l'autre cas , la lymphe précipite son
cours ; les sucs muqueux et graisseux ta-
rissent ; alors la peau se dessèche , l'abdo-
men se flétrit , s'absorbe , et se colle aux
vertèbres ; l'atrophie et le marasme amènent
la mort. A le bien prendre , ni les dégénérations bilieuses , ni le virus rhumatismal , ni
le vice goutteux , ni le scrofuleux , ni aucun autre virus délétère , ne sont étrangers
au système des lymphatiques. L'autopsie
cadavérique a découvert , dans les sujets
victimes de l'affluence de la bile dégénérée ,
les vaisseaux lymphatiques de la région du
foie teints de sucs jaunâtres et bilieux. Ce
n'est guère que dans le département des
lymphatiques que le vice scrofuleux étend
ses désordres ; ou du moins , c'est là qu'il
exerce ses plus grands ravages ; le virus
psorique s'adresse spécialement à la lymphe.
La lèpre caractérisée , surtout par les affections du foie , et par les engorgemens cuta-
nés , base de ses irruptions , était lymphatique autant que bilieuse : il y a même un

virus propre à la lymphe, c'est le cancéreux ; ce vice lui appartient si exclusivement , que les autres fluides ne paraissent pas se ressentir de sa présence.

Qu'est-ce en effet que le cancer, sinon la suite ordinaire du squirre ? et qu'est-ce que le squirre , sinon une tumeur lymphatique , insensiblement endurcie , en perdant , par le jeu des absorbans, la partie la plus fluide des sucs épanchés ?

Cette courte énumération des diverses maladies de la lymphe n'est pas une digression oiseuse ; elle atteste que ces fléaux prennent leur source dans la lymphe ; d'où il suit qu'ils peuvent s'engendrer l'un l'autre ; d'où il suit encore, et c'est là mon vrai but , qu'un mal qui affecte la lymphe de préférence à toute autre humeur du corps , peut amener à sa suite tous les maux. Or , non seulement l'expérience fait voir que le virus vénérien se transmet dans le corps par la voie des lymphatiques , mais encore que le premier effet de ce délétère est uniquement la corruption de la lymphe.

C'est par l'engorgement et la stagnation qu'il procède , c'est-à-dire , par le relâchement des vaisseaux ; par lui, la lymphe s'épaissit et se coagule ; on dirait quelquefois d'une boue glaireuse, visqueuse, qui, versée dans les sous-clavières, surcharge la masse du sang, bien loin de la réparer, contre l'intention première de la nature, jusques-là qu'on a trouvé dans des cadavres les vaisseaux sanguins tous gorgés de matières lymphatiques décolorées et à moitié concrétées. Nous avons prouvé l'ascendant des glandes conglobées dans le systême lymphatique : or, le virus vénérien n'épargne pas ces glandes.

Jean Hunter a le premier aperçu, dans les progrès du poison, ces fusées de phlogoses qui s'établissent entre les parties primitivement affectées et les glandes voisines.

Argument nouveau, pour le dire en passant, contre ces docteurs à vue étroite, qui s'obstinent à circonscrire le mal dans un espace arbitraire ; et le même Jean Hunter a remarqué aussi que les lymphatiques qui partent des organes de la génération, rougissent et s'enflamment par l'action de la matière virulente que ces vaisseaux charient de l'urètre aux glandes inguinales.

CHAPITRE V.

Il est étrange, mais il est certain qu'en toutes choses, ce que l'esprit avait d'abord adopté dans sa faiblesse, est précisément ce qu'il recherche dans sa force. En médecine les esprits bornés ne connaissent qu'un remède, et les esprits ambitieux, qui ont soumis l'expérience au raisonnement, au lieu de soumettre le raisonnement à l'expérience, aspirent à un remède universel, c'est-à-dire, au secret de la nature. C'est ainsi que Godefroy Less cherchait, dans l'analyse des radicaux, la langue primitive du genre humain, et que certains de nos publicistes ramènent toute la législation à un principe abstrait, générateur unique de toutes les sociétés.

Promenez vos regards sur ces pompeuses affiches qui décorent vos murs; c'est un sirop, une pilule propre à tout et à tous; il semble que les différences de sexe, et d'âge, et de tempérament, et de climat, aient disparu à l'ordre de l'empirique, ou qu'il ait trouvé la moyenne proportionnelle entre toutes les situations et les circonstances possibles. On réduira les remèdes à un remède unique, quand on aura réduit tous les maux et tous les tempéramens à un seul mal et à un seul tempérament. Répétons ici, pour la mémoire, qu'un tempérament scorbutique, flétri par des excès vénériens, ne supportera pas impunément le mercure; que cet agent réparateur pour d'autres, serait ici véritablement destructeur, s'il n'était varié et modifié à l'infini; qu'il précipiterait la dissolution des humeurs, au lieu de la prévenir; et appliquons au tempérament scrofuleux ce que nous avons dit du scorbutique : au contraire le tempérament bilieux et sanguin, riche d'humeurs vitales, supporte le mercure à de très-fortes doses, par la réaction vigoureuse du principe de vie sur l'action du médicament. J'ai vu un homme de cette complexion, quoiqu'avancé en âge, prendre imprudemment, en trois mois, six onces de mercure par la friction ou par absorption, sans en ressentir d'autre incommodité qu'une pénible exaltation de tout le système, que les bains, l'orgeat, l'eau de poulet, quelques laxatifs doux, eurent bientôt calmée. De tels remèdes, bons pour les tempéramens que j'ai décrits , seraient un vrai poison pour les lymphatiques , les cacochymes et les pituiteux. L'extrême expansion du tissu cellulaire, la mollesse de la fibre, l'humidité prédominante ; il n'est rien là qui ne tende à l'affaissement , à l'empâtement, à l'engorgement. Affaiblir encore ce corps affaibli , détendre ces ressorts déjà si relâchés , engorger ces couloirs obstrués ou disposés à l'obstruction , c'est erreur, démence , inhumanité. Il n'y a qu'un méchant ou un fou , qui, pour combattre un mal , en favorise un pire. Et qu'il me soit permis, en caractérisant une différence , de prévenir une objection. Vous guérirez sans doute une irritation par une irritation contraire , ou une irritation par une débilitation ; mais jamais une débilitation par une autre : c'est que l'auxiliaire unique , indispensable de tous les remèdes, est cette force interne , et jusqu'ici mal définie, qui constitue la vitalité, puissance occulte , intelligence mystérieuse , qui , à l'apparition d'un agent destructeur , rassemble , accumule autour de lui tous les obstacles. En privant la nature de cet auxiliaire , vous la rendez impuissante contre tout ennemi , inhabile à toute lutte. Forti-

fiez donc au lieu d'affaiblir, restaurez le
sang au lieu de l'appauvrir ; n'épuisez pas
l'athlète au moment d'un combat où il n'a
pas trop de toutes ses forces. Ainsi que dans
le traitement des véroles combinées avec le
scrofule ou le scorbut, le mercure ne se
montre presque pas, ou qu'il se montre mitigé, déguisé ou affaibli par l'alliance des
correctifs : aux tempéramens délicats, faibles, cacochymes, n'épargnez pas la nourriture substantielle, les viandes fortes, même
les toniques, même un peu de vin pur ; si la
faiblesse est extrême, bannissez la soustrac-
tion d'alimens, et surtout l'abondance des
tisanes. Il en sera bien autrement pour les
tempéramens sanguins et bilieux ; ils ouvrent une large carrière, non seulement à
tous les mercuriels, mais à tous les réfrigé-
rens, ce qui ruine les faibles, aide les forts.
Dans ceux-ci, mâtez un peu cette nature
trop vigoureuse, ôtez-lui cet excédant de
forces, aliment de la fièvre ; ranimez au
contraire dans les autres la nature languis-
sante, épuisée ; et quoique retrancher semble plus facile que d'augmenter, la méthode,
la patience, sont de grands médecins : la
goutte d'eau forme à la longue les rochers,

et les dissout à la longue ; le fer le plus dur
ne résiste pas à l'action continue de la lime ;
la nature ne décompose et ne recompose que
par des moyens insensibles et progressifs ;
n'aspirons pas à la surpasser, mortels que
nous sommes ; c'est bien assez pour nous de
l'épier et de la suivre.

CHAPITRE VI.

Encore des Exceptions.

Il le faut bien ; à la grande confusion des
assimilateurs, il faut bien reconnaître l'im-
perfection de leurs catégories. Forcés, pour
l'honneur de leurs inventions, à tout renfermer dans un cadre unique, ils ne peuvent si
bien faire, qu'il ne se trouve quelque chose qui
n'ait point de place dans ce cadre : en vain ils
l'élargiront pour l'élargir encore ; la nature
est plus vaste que leurs combinaisons, et plus
habile que toutes leurs industries : chaque
division appelle une subdivision, et chaque
subdivision une subdivision nouvelle ; et
l'analyse la plus subtile ne l'est pas encore
assez pour tout diviser. Il en est ainsi de

toutes choses , point d'élément qui n'ait ses élémens ; le dernier terme d'une série n'est que le commencement d'une autre ; si bien qu'après des recherches sans nombre sur l'unité , on en est venu à ce résultat, que l'unité n'est qu'un être logique, c'est-à-dire, un artifice de l'esprit.

Soit que vous interrogiez le moral de l'homme pour éclairer les obscurités de son physique , ou son physique pour éclairer celles qu'offre son moral ; soit que vous cherchiez, dans les infirmités du corps, la source des caprices de l'ame , ou dans les caprices de l'ame la source des infirmités du corps, rarement vous sortirez satisfaits de l'examen : il se trouvera quelque chose d'inexplicable dans vos explications, et le principe découvert tiendra lui-même à quelque principe ignoré. Des aberrations sans terme , des bizarreries sans nom, des phénomènes sans liaison, c'est à peu près l'histoire de l'humanité. J'ai vu de belles dames se pâmer, non pas d'aise , mais de dégoût , à l'odeur de la rose ; j'ai vu un homme opulent , instruit, et même généreux, et qui aurait fait , au besoin, un cours de morale, se laisser entraîner au vol , par un penchant irrésistible ;

ce penchant dominait sa conscience et sa volonté ; il voyait , il sentait qu'il faisait le mal , et ne pouvait s'en abstenir.

Une frénésie féroce règne chez nos voisins d'outre-mer ; ce n'est pas le besoin , ce n'est pas la douleur qui l'enfante ; la vieillesse et la misère s'y dérobent communément ; c'est au sein des jouissances , c'est dans la fleur ou la force de l'âge qu'elle s'empare de l'esprit. Scrutez la conduite passée de l'homme qui vient d'abréger lui-même sa carrière , vous n'y trouverez rien que d'honorable ; examinez sa fortune , elle est dans un état de splendeur ; ouvrez le cadavre , point de lésion ni d'altération ; on dirait d'un effet sans cause ; après cela , inventez des classifications savantes ; ramenez toutes les exceptions à la règle, et toutes les règles à une seule ; dites à la Nature , comme l'Eternel à dit à la mer : *Tu n'iras pas plus loin* : vous ressemblerez toujours à ce voyageur qui , après de longs efforts , arrivant hors d'haleine au sommet d'une montagne, trouve au-dessus de sa tête des montagnes plus élevées.

Point de remède unique , de règles sans exceptions ; anathême aux robs par excellence , aux spécifiques universels, à la poudre jaune ou bleue, éternelle admiration des Petites-Affiches ; guerre à l'esprit de systême qui fait violence aux choses les plus disparates , pour les unir en dépit de la nature ; guerre à l'impatience qui, pour n'avoir pas à modérer sa course , déguise à ses propres yeux l'écueil où elle ira se briser ; guerre à la fausse science , qui n'est qu'une ignorance despotique ; attention , observation , comparaison , patience, c'est toute la médecine. Pour arriver plus surement , sachons mesurer nos pas : il y a des jalons dans la route , c'est beaucoup ; mais la mesure de leur étendue est un secret et le sera toujours : cependant, que chaque accident , chaque circonstance , chaque forme , soit pour nous un sujet d'étude. Les classifications sont bonnes et nécessaires , seulement il ne faut pas les croire irrévocables , et un individu est à lui seul toute une classe.

CHAPITRE VII.

Le Verso.

Ce chapitre est le commentaire du précédent : là j'ai considéré le danger de la confusion : ici je dois faire sentir le danger de la division , c'est qu'il n'est pas de vérité qui ne fournisse matière à quelque erreur.

Deux forces règnent en nous, depuis notre naissance ; l'une est vitale et conservatrice , l'autre destructive et meurtrière ; notre vie, au propre comme au figuré , au moral comme au physique , est une lutte plus ou moins longue , et la vieille fable d'*Arimane* et d'*Oromaze* n'est pas moins le symbole de l'individu que celui du monde. La puissance vitale dont j'ai parlé , sans la dépeindre , est sans cesse occupée à rassembler des digues autour du mal , ou à l'amortir, ou à le bannir ; c'est elle qui couvre d'une enveloppe la balle entrée dans le corps , et qui en applatit les angles ; c'est elle qui accumule les sucs visqueux autour du fétu entré dans le globe de l'œil pour en faciliter la sortie ; l'inflammation qui accompagne certains maux , n'est autre chose que le travail de la nature pour s'en délivrer.

Cependant, nés mortels , nous portons en nous, quelle que soit notre complexion , des germes de mort : une lente pléthore menace le sanguin , une lente congestion de sucs hépathiques menace le bilieux ; la rachitique a son ennemi dans la substance osseuse, le lymphatique dans les glandes. Des circonstances étrangères, des événemens imprévus peuvent atténuer les maux, en retarder les développemens ; mais puisqu'ils sont une condition de notre existence, il est impossible qu'ils ne prévalent à la fin.

Comme il y a dans chaque individu une cause dominante de dissolution, c'est toujours à cette cause qu'il faut remonter, à travers les déguisemens du mal primitif, à travers le labyrinthe des combinaisons secondaires. On la retrouve partout, on reconnaît son influence dans les choses les plus éloignées ; elle caractérise toutes les diathèses, elle modifie tous les accidens ; d'un autre côté, les maladies, comme j'ai dit, sont sœurs : écrouelles, scorbut, et peut-être virus arthritique, ne font qu'un. De proche en proche, on arrive en droite ligne d'un seul mal à tous les autres maux. Comme il y a correspondance entre les organes, communication entre les humeurs vitales, il y a correspondance, communication, affinité, fraternité entre tous les virus délétères ; il ne faut donc pas conclure du Chapitre précédent, que j'individualise chaque mal ou chaque période, ou chaque circonstance d'un même mal. J'ai parlé contre les effets de la synthèse, comme je parlerais contre ceux de l'analyse ; autant la panacée universelle des empyriques inspire de méfiance, autant l'infinie variété des dispensaires m'inspire de pitié. Si je n'aime pas l'audace qui franchit insolemment des degrés qu'il faudrait compter, j'estime peu la timidité qui se traîne sur chaque degré, sans mesurer l'échelle ; tout réductibles que soient les maux dans un mal primitif, ce serait témérité de ne vouloir pas tenir compte des différences ; tout variés que soient les maux, par la diversité des renforts ou des atteintes qu'ils reçoivent, il n'y a qu'une vue étroite et bornée qui les envisage un à un, sans égard à leurs rapports mutuels, à leur liaison nécessaire, à leur commune origine ; l'école nous apprend qu'il ne faut pas multiplier les êtres sans nécessité : mais le bon sens ne veut pas que l'on élimine les êtres nécessaires.

Est modus in rebus, sunt certi denique fines
Quos ultrà citràque, nequit consistere rectum.

TROISIEME PARTIE.

TRAITEMENS.

CHAPITRE PREMIER.

Objection qu'il fallait lever avant de passer outre.

Mon premier soin, avant de continuer ma route, c'est d'accorder le titre et l'ouvrage, accord qui n'existe pas toujours ; le titre promet à chacun les moyens de se traiter soi-même, l'ouvrage est disposé pour montrer que les plus habiles tombent dans d'irréparables erreurs : le titre annonce une chose facile, et l'on sera peut-être épouvanté des difficultés dont l'ouvrage vous entretient ; le titre semble donner à chacun tout pouvoir sur un mal que l'ouvrage nous présente comme un rebelle, que l'art, l'expérience et le zèle réunis désespèrent souvent de dompter

Je crois entendre déjà qu'on m'accuse d'avoir défait d'une main ce que j'ai construit péniblement de l'autre.

D'un autre côté, je semble décréditer le présent et le passé, comme si l'expérience, mère de l'usage, devait céder à ma raison ou à mon caprice, moi qui veux surprendre en faute des savans estimés, des génies admirés ; je veux que l'on pense que cette multitude innombrable d'influences et de combinaisons curatives, proportionnées aux premières, que ces détails, toujours nouveaux, qui n'ont pas été bien aperçus par les autres, ont pu être prévus par moi ; je montre combien la qualification d'un mal est incertaine et douteuse, et que des maux qui nous paraissent simples, se trouvent, à l'examen, fort compliqués ; et à toutes ces complications difficiles à compter, plus difficiles peut-être à caractériser, et qui occupent des volumes, commentés par tant d'autres volumes, j'oppose un livre assez restreint, et dépouillé de tout l'appareil scientifique : d'où l'on conclura que ma promesse est vaine, ou mes menaces ridicules, et que l'ouvrage est d'un déclamateur, si le titre n'est pas d'un charlatan (épithète dont on m'a gratifié déjà).

Je ne pense pas avoir affaibli l'objection pour la résoudre. Je commencerai par une interprétation nécessaire, tout offert qu'il est au public qui sait lire ; je n'ai pas assez bonne opinion des hommes pour leur confier à tous un soin qui exige de l'attention et quelque intelligence ; je ne les crois pas assez prudens ou assez habiles , pour leur mettre dans les mains un instrument dont ils pourraient se blesser. Ainsi , hors le chapitre des gonorrhées, ou blénorrhées, ou chaudepisses simples et bénignes, mais vénériennes, que l'esprit le plus médiocre comprendra sans peine, et qu'il pourra mettre en pratique sans effort ; ce qui suit n'est que pour les hommes qui se sont étudiés eux-mêmes , qui ont éprouvé leur tempérament, qui peuvent se dire à quelle classe ils appartiennent , qui peuvent en distinguer sans guide les effets naturels et nécessaires.

J'ai prémuni , je crois, mes lecteurs contre le danger de la précipitation et de l'engouement ; mais je veux qu'ils me tiennent compte de mes précautions et de mes scrupules. Par tout ce que j'ai dit plus haut, il est clair que c'est contre les panacées universelles que je me suis armé. Je retrace d'abord les grandes démarcations de la nature, j'ordonne ensuite les divers accidens d'un même mal, suivant ces démarcations, rangeant sous un même drapeau les auxiliaires, renvoyant à d'autres cadres ce qui leur est étranger. Je sais qu'il y a un point commun où tout doit aboutir, et je marque ce point, ne voulant pas plus négliger la tige pour les racines, que les racines pour la tige. Je sais qu'il y a des différences générales, j'ai soin de les définir; je sais aussi que sous ces différences générales, il en est de particulières; faute de pouvoir les définir toutes, je les indique du moins et les fais pressentir : et comme il n'y a rien d'abstrait dans mon langage, ni rien de mystérieux dans mes procédés, je crois qu'il suffit de me lire avec attention pour me lire avec fruit.

CHAPITRE II.

Moyens principaux de guérison.

On ne peut changer la destination naturelle des choses. A peine le virus syphilitique eut-il commencé parmi nous ses ravages; une sorte d'instinct, une inspiration salutaire , devançant l'expérience , suscitèrent contre lui l'ennemi qui seul pouvait lui être opposé ; d'autres agens ont eu un moment de faveur, mais incertaine et passagère ; enfans de la mode , ils ont passé avec elle , le *mercure* seul est resté. Il fut dans les commencemens la seule digue contre un mal épouvantable ; il est encore aujourd'hui le principal obstacle qui en puisse arrêter les progrès ; seulement l'observation et l'expérience ont su , pour ainsi dire , le multiplier en le modifiant, et d'un remède unique , en faire plusieurs en les combinant.

Fidèle à cette double leçon, je fais du mercure la base de tout mon traitement , et je le mitige selon le degré du mal , et la qualité du tempérament.

Les tempéramens sont divers , et le mal primitif est un. Il fallait concilier cette unité et cette diversité. La première m'avertissait de subordonner le traitement entier à un principe unique; la seconde, de diversifier les combinaisons de ce principe avec les accessoires : on jugera si le problême est résolu.

Le muriate suroxigéné de mercure , pris en boisson, dans des proportions que j'indiquerai plus bas; plusieurs sirops dont je donnerai aussi la formule, ce sont là mes agens principaux. Il faut contenir l'action du remède, et le faire diviser pour parer à tous les accidens qu'il pourrait produire.

CHAPITRE III.

Boissons minérales.

Rien de salutaire comme les boissons minérales, pourvu qu'on use de réserve dans la composition, car les doses font tout. Le propre de ces boissons, c'est d'agir à la longue, sans secousse et sans violence. Soit mal, soit bien, tout en nous est habitude ; des habitudes nous dépravent, des habitudes nous réparent. Un remède brusque étonne et irrite la nature; et un remède lent, insensible, la fléchit et la modifie.

C'est ainsi que je conçois l'emploi du mercure, un grain, dans six ou huit pintes d'eau, pour boisson ordinaire des repas (1); ne sau-

----

(1) Autant dans un excellent bouillon, matin et soir; autant dans un sirop dont je donne la formule. De cette manière, le médicament n'a nulle

rait produire un effet brusque; et les atténuations insensibles qui en résultent, ne peuvent qu'aider à l'action du même mercure, rendu plus énergique sous une autre forme, et dans un autre mélange.

On se souvient du préservatif que j'ai donné contre les diverses maladies qui peuvent affliger l'espèce humaine; c'est l'eau émétisée. Ce que le tartrite antimonié produit contre l'épaississement des humeurs, le muriate suroxigéné l'opère sur l'épaississement particulier de la lymphe. Pour des fonctions semblables, ils ont des qualités communes, l'un et l'autre ont pour auxiliaire le temps. Ainsi toutes mes pensées se tiennent, et toutes mes théories ne sont, au fond, que les développemens divers d'une même pensée.

---

interruption; il accompagne toutes les digestions, il s'insinue avec le chyle et passe dans la sanguification; il suit tous les divers passages de la nutrition, et sans qu'il puisse commettre de violence.

CHAPITRE IV.

Traitement de la Gonorrhée.

Je parle de cette gonorrhée qui n'est pas pas compliquée. Tous les symptomes inflammatoires ou autres, précurseurs ou compagnons nécessaires de la maladie connue sous le nom de vérole, qui demande quelquefois, pour se propager, plusieurs actes vénériens, et qui se communique quelquefois par un seul, suivant l'aptitude native et la conformation particulière, et une foule de causes que j'ai décrites ou indiquées plus haut; tribut imposé à tout notre sexe, et que la nature acquitte en se jouant. Grâce à la méthode des injections, à la manifestation la plus légère du virus vénérien, le traitement que je propose n'exige ni grands soins, ni grands frais; il ne laisse aucun germe, et n'entraîne aucune altération essentielle; il soulage le présent et rassure l'avenir; bien éloigné de cette méthode meurtrière de refoulement qui dégénère en un mal général, et ne caresse un moment l'amour du plaisir que pour ruiner à jamais les forces et détruire la santé pour toujours.

La gonorrhée n'a pas coutume de se manifester immédiatement après l'infection ; elle couve quelque temps avant de paraître. Ce temps est plus ou moins long, suivant le tempérament de l'individu infecté, et suivant des circonstances qu'il serait difficile de déterminer avec précision ; quelquefois elle se déclare bientôt après l'acte. Ses premiers symptômes sont une tension et une démangeaison dans l'urètre, une ardeur incommode à la verge, et que redoublent la chaleur du lit et l'érection, enfin, une cuisson douloureuse quand on rend les urines. Peu après survient un écoulement, d'abord fluide, âcre, accompagné de difficulté d'uriner, mais qui s'épaissit peu à peu, et devient purulent. Cet écoulement ne présente quelquefois, dans le principe, qu'une apparence de mucosité, surtout si les bains, les réfrigératifs, et tout le système adoucissant, viennent entraver les progrès du mal ; mais à la moindre irritation, à la moindre fatigue, au moindre changement dans une diète calmante, les symptomes s'aggravent ; l'écoulement prend une teinte jaunâtre ou verdâtre, une insupportable douleur se fixe à la fossette naviculaire : ce sont là les caractères principaux des gonorrhées vénériennes, c'est-à-dire, des gonorrhées transmissibles. S'il ne survient quelques complications nouvelles ; si la gonorrhée reste toujours gonorrhée, son cours se partage en trois époques ou périodes principales; la première, qui est la période inflammatoire, dure communément une quinzaine de jours ; mais il n'est pas sans exemple qu'elle embrasse plusieurs mois ; la seconde, est la période de maturité ou du véritable traitement ; et la troisième, est la période du déclin, la plus délicate de toutes dans les traitemens ordinaires, par la difficulté de discerner exactement la limite où la guérison commence.

Les premiers remèdes sont donc naturellement destinés à calmer l'inflammation. Là, comme partout ailleurs, il faut faire la part des tempéramens ; car ni le même préservatif, ni le même curatif, ne saurait convenir à tous ; je ne dis point pour la base, mais pour la dose. Comme les tempéramens sanguins sont plus sujets à l'inflammation, c'est pour de tels tempéramens qu'il faut prodiguer les antiphlogistiques : ici n'épargnez pas les bains, fussent-ils répétés tous les jours. Quel danger peut-il s'ensuivre ? La saignée peut convenir ; au moins les sangsues au périnée et à l'anus, en proportion du degré d'inflammation ; de doux laxatifs, comme le petit lait avec la manne, les tamarins et la pulpe de casse, une nourriture sobre et légère, des boissons abondantes avec la réglisse, le chiendent, le miel, la laitue, le nénuphar et le nitre ; enfin tout ce qui peut calmer, délayer, amortir (1). Ce n'est pas que je conseille l'excès ; l'excès partout est un abus : même le plus robuste peut s'affaiblir par l'excès des réfrigératifs, comme le plus faible peut s'irriter par l'effet des toniques. Réduisez donc la quantité des calmans à mesure que vous sentez l'inflammation décroître ; mais n'en abandonnez pas tellement l'usage, que le traitement curatif soit séparé du préservatif de toute la distance qui sépare les antiphlogistiques des réconfortans. Comme votre objet n'est pas de dénaturer le tempérament, il faudra que tout s'y rapporte, même après que vous en aurez corrigé les influences, et que le traitement curatif garde les mêmes caractères de mitigation que le traitement préservatif. Le premier élément de ce trai-

____

(1) Pour les tempéramens sanguins, vigoureux et irritables, ceux qui doivent épuiser les antiphlogistiques.

tement curatif, c'est *l'élixir médical*. J'appelle ainsi une composition dont voici la formule (1).

Dans une pinte d'eau distillée, faites dissoudre deux dragmes de sel de nitre ; ajoutez deux dragmes de camphre, dissoutes elles-mêmes dans suffisante quantité d'alchool ; plus, quinze ou vingt gouttes (c'est le *maximum*) d'essence de thérébenthine ; enfin, six à huit grains de muriate suroxigéné de mercure.

Il est, je crois, inutile d'avertir que la composition du remède ne saurait, sans quelques inconvéniens, être abandonnée au malade lui-même ; je n'en veux pas faire un pharmacien, je veux seulement que, sans aide et sans guide, il puisse régler l'emploi des secours de la pharmacie.

L'élixir médical convient à tous les tempéramens, par la raison que la base de cet élixir est parfaitement accommodée au virus, qui ne change pas avec les tempéramens ; seulement on a observé que j'étends la dose de muriate suroxigéné de six à huit grains.

____

(1) La progression de mercure suroxigéné est de deux à huit grains.

Cette latitude indique la nécessité des gradations, pour en prendre deux, trois fois le jour une cuiller à café dans un véhicule choisi.

Mais ce n'est pas seulement sur les doses de muriate que la différence des tempéramens doit influer, c'est aussi sur la qualité des boissons destinées à lui servir de véhicule. Pour un tempérament vigoureux et sanguin, ces boissons seront, comme j'ai dit, les tisanes de chiendent et de réglisse, miellées, nitrées ; pour un tempérament délicat, les tisanes vineuses avec le sucre, la véronique, les feuilles d'oranger, les fleurs de tilleul, et même le *cassia lignea*, sorte de canelle ; le bois et les baies de genièvre.

Les uns et les autres prendront par jour trois cuillerées à café d'élixir, à trois reprises différentes : cette quantité n'est pas tellement fixe, qu'on ne puisse, qu'on ne doive l'augmenter progressivement jusqu'au double de la dose primitive.

Pour les uns et les autres, tout l'objet du traitement doit être de pousser le mal au dehors. C'est vers un tel but qu'il faut que tous les procédés et les ingrédiens concourent. Et quel autre moyen que la répulsion,

contre un virus qui échappe à toute analyse?

Le docteur Clare ne s'est trompé qu'en un
point ; il est vrai que ce point est tout. Il a
dit avec raison que la gonorrhée a son siége
dans la fossette naviculaire ; mais il en a conclu mal-à-propos que des injections astringentes pouvaient la guérir. Il a fort bien
connu la place où est le mal ; mais il a faus-
sement conclu que pour le chasser de cette
place, qui est une issue par où il pourrait
s'échapper, on devait le renfermer dans l'intérieur du logis.

Mais à un mal local, il faut un remède
local : j'en suis d'accord ; aussi est-ce un remède local que je viens présenter. Prenez
du calomélas, saturez tout le gland de ce
mercuriel, mettez-en une pincée, deux,
trois fois par jour, plus, si besoin est, entre
le gland et le prépuce, insérez-la dans le
méat, en l'ouvrant assez pour qu'il puisse
recevoir une substance étrangère. Ainsi presque mise en contact avec l'ulcère dont le pus
découle, ses parties les plus subtiles vont se
mêler aux particules du virus par un chemin
direct, épargnant l'estomac, la gorge, les
intestins, les grands écueils des frictions gé-

nérales : où le mal existe , le répulsif est appliqué , mais un répulsif moins lent, moins pesant , moins visqueux , puisqu'il a subi plusieurs épurations , et qui demande , pour agir , une surface moins étendue. Si , par un effet de l'absorbtion , quelques-uns de ses atomes les plus déliés se portent vers les organes essentiels à la digestion , ils y arrivent si atténués , si amortis ; ils ont dû parcourir, avant d'y arriver, un si grand espace , que leur action est évidemment insensible ; aussi deux onces suffisent communément à l'entière guérison. Ce peu de mercure opère sans lésion externe ni interne , sans douleur et sans danger , comme par miracle , pendant que les boissons , par leur faculté détersive , et l'élixir médical , par sa faculté répulsive , ouvrent au virus de fréquentes issues ; que le camphre et le nitre calment l'irritation , que l'essence de thérébenthine aide à la dessication , le calomélas achève d'étouffer le germe du mal , en cicatrisant l'ulcère , et d'arrêter sa propagation, en prévenant surtout les carnosités ou excroissances dans le trajet de l'urètre ; fléau si redoutable et si familier, qui souvent résiste toute la vie à tous les traitemens.

6 *

Il faut rendre justice à tout le monde ; ce Clare même, dont je blâme la témérité, en rendant hommage à ses talens, n'a pas ignoré l'avantage du calomélas dans les maladies vénériennes, et combien ce mercurial a de pouvoir pour l'extirpation entière du virus. Mais, même dans l'emploi d'un tel agent, son audace ne s'est pas démentie ; ce n'est pas dans les parties infectées qu'il l'envoie immédiatement, c'est dans l'estomac, dans les voies de la digestion, précisément dans les mêmes organes que j'ai voulu garantir ; c'est par des frictions sur les lèvres, même sur la totalité de la surface intérieure de la bouche, qu'il insinue cet irritant dans la circulation. Tel est le caractère anglais ; en médecine comme en littérature, comme en politique, ils mettent leur gloire à tout oser. Le poëte a dit, il est vrai : *Audaces fortuna juvat;* mais il est aussi des exceptions pour les adages.

Il n'est pas impossible que l'écoulement survive à la guérison. Cet inconvénient se fait remarquer surtout dans les tempéramens cacochymes, qui manquent de ressort pour l'entier rétablissement des organes infectés ; même après l'extirpation du virus, il y règne quelquefois un relâchement importun, incommode. On le conjure par une diète médicamenteuse, qui compose un tout des remèdes et des alimens. Et en effet, lorsque toutes les parties de notre régime alimentaire se rapportent à un principe curatif, qu'il n'entre rien dans son estomac qu'en vertu d'un calcul dont ce principe est la base ; qu'il n'y a pas une de nos fonctions animales dont l'exercice ne se dirige vers un but prévu ; d'après ce principe, et par des moyens subordonnés à ce principe, il est impossible qu'on ne se fasse pas, avec le temps, une autre nature, une nature de son choix. J'ai déjà dit cela une fois, je le redirai peut-être encore, je ne saurais trop le répéter ; car, à mon sens, toute la médecine est là.

Je prescris donc aux cacochymes dont l'écoulement durerait après la guérison, l'usage du muriate suroxigéné dans leurs boissons ordinaires. Qu'ils trempent leur vin d'une eau muriatisée ; deux grains de muriate suffiront sur trente cuillerées à café d'eau-de-vie. On mêlera dans une pinte de tisane, faite avec les végetaux ci-dessus indiqués, une cuillerée à café de ce composé, si l'écoule-

ment persiste par un effet ou de ce relâchement des solides, ou de l'appauvrissement
des liquides eux-mêmes. Evitez surtout la méthode des injections, le virus renaîtrait de ses
cendres. Malheureusement, soit ennui, soit
condescendance, c'est l'époque où les médecins; même dignes de ce nom, pratiquent
le plus communément cette méthode, jus-
tifiée sans doute à leurs yeux par la disparition du virus ; et véritablement je ne la crois
pas aussi meurtrière dans cette période qu'au
début de l'invasion. Pourtant, soit que le
mucus, même purgé des principaux élémens
délétères, ait gardé quelque chose de leur
venin, soit qu'une matière étrangère, mêlée
aux humeurs, n'y puisse produire que des
ravages, trois mois à peine s'écoulent, que
le malade se sent inquiété. Comme il n'y a
pas d'écoulement d'abord, et que les douleurs sont passagères et supportables, il prête
peu l'oreille à ces avertissemens secrets ; et
lorsque la gonorrhée, que l'on croyait bien
loin, se montre de nouveau, et quelquefois
avec des symptômes plus graves, le médecin
fait aisément taire cet accusateur indiscret,
par une accusation de récidive. J'en ai vu
plus d'un exemple. Une personne, entr'au-

tres, s'était vue plusieurs fois, en six ans, infectée d'une gonorrhée dont elle aurait difficilement décliné l'âge, ne sachant pas si elle était une ou plusieurs. Je l'ai guérie par le traitement même indiqué dans le chapitre suivant, qui se compose de l'élixir médical, et d'un nombre de grains de muriate progressivement augmenté, à partir de deux ou trois grains ; et lorsqu'enfin l'écoulement s'est dégagé du virus syphilitique, qu'il n'est plus entretenu que par la faiblesse des organes, je taris à son tour celui-ci par la préparation suivante en pilules :

Rhubarbe choisie. . . . . . . demi-once.
Extrait de quinquina. . . . . . . 3 dragmes.
Sel de nitre. . . . . 2 dragmes.
Baume de Copahu. . . . . . . 2 dragmes.
Thérébenthine cuite . . . . . . 2 onces.

mêlées, selon l'art, pour des pilules de quatre grains, à prendre deux fois le jour, une heure avant chaque repas, en buvant par-dessus une tasse de forte infusion de *cassia lignea* véronique et de feuilles d'oranger.

Surtout, point d'injections, jamais d'injections ; même dans cet état de guérison à peu près consommée, les injections sont à craindre. Ce n'est plus le refoulement du virus qu'elles produiraient, puisqu'il n'y a plus de virus, mais elles peuvent rétrécir le canal, l'enflammer, y provoquer, par leur vertu astringente, des carnosités, porter l'incendie jusques dans le col de la vessie, dans les prostates, dans toute l'étendue du siége qu'affectait le virus, et qu'il a disposé à des impressions funestes.

CHAPITRE V.

Gonorrhées malignes ou chroniques.

JE n'ai parlé, jusqu'ici, que de la gonorrhée bénigne, vénérienne (pour la distinguer des simples écoulemens bénins, intransmissibles) ; celle-ci, avec ses cuissons, faciles à calmer, et ses accidens, plus incommodes que douloureux, s'aggrave et se complique souvent, ou par un vice des humeurs, ou par l'exaltation de sang, ou par l'imprudence du malade ; alors les embarras augmentent dans les voies urinaires, l'inflammation et l'irritation bannissent le sommeil ; on ne peut découvrir le gland, ou le recouvrir après l'avoir découvert ; le membre viril se contourne, se courbe ; et pourtant toutes poignantes que soient ces douleurs, elles n'annoncent pas que le mal ait agrandi son domaine, s'il n'y a pas gonflement dans les glandes des aines, si le prépuce et le gland se montrent exempts de ces petits ulcères qui rongent et creusent les chairs. Malgré ce redoublement d'irritation et ces ardeurs insupportables, surtout pendant la nuit, la maladie est encore locale ; elle cède aux bains quotidiens, aux boissons délayantes, tempérantes, adoucissantes ; aux tisanes abondantes, aux bains locaux, avec le lait, la mauve ou la guimauve ; à la saignée, aux sangsues, si le tempérament est sanguin, et le sujet vigoureux (1).

Dans ce cas, comme dans l'autre, le malade sera, s'il veut, son médecin à lui-même; il guérira sans d'autres moyens que l'usage des remèdes simples que j'indique ici, et de ceux que j'indique plus haut pour les tempéramens robustes. L'élixir médical, avec trois

---

(1) Ici il est bon d'employer le sirop anti-syphilitique, dont la formule trouvera sa place plus bas.

ou quatre grains de muriate suroxigéné de mercure par pinte, avec d'amples boissons, et des bains, tous les jours, qui ne soient que d'une chaleur douce; avec l'application locale, entre le gland et le prépuce, de calomélas dans le méat, ou ouverture du gland qui donne passage aux urines, et qu'il faudra renouveler plusieurs fois dans le jour (1).

Les tempéramens faibles, délicats, cacochymes, guériront très-bien avec le premier sirop, composé de sudorifiques, des laxatifs associés au mercure, deux ou trois grains par pinte de sirop, avec l'application du calomélas de la même manière, comme topique disposé sur le mal local, qui fixe l'action du mal sur les lésions locales, et sur l'écoulement, surtout, qui a son siége dans la fossette naviculaire du gland, si voisine du méat.

---

(1) Les tempéramens chauds et sanguins peuvent suppléer le sirop d'orgeat ordinaire, à l'élixir médical, en ajoutant quatre grains, par pinte, de muriate de mercure, que l'on fait dissoudre dans l'eau-de-vie, extrêmement malaxée avec le sirop; les tempéramens très-chauds se trouvent encore mieux de ce sirop que de l'élixir médical.

Pour ce tempérament, moins de boissons réfrigérantes ; les tisanes vineuses, les amers surtout, ample et bonne nourriture, selon le plus ou moins d'appétit. Avec tout le traitement analogue, il n'aura pas recours à des auxiliaires, souvent dangereux, et au moins impuissans ; il sera dispensé de chercher à prix d'argent, auprès de l'ignorance présomptueuse, une guérison pire que la maladie (1). Gardons-nous surtout des tours de gibecières ! Pour bien des faiseurs, guérir une gonorrhée, ce n'est autre chose que l'escamoter ; mais elle se retrouve comme sous les gobelets : car que font de plus les injections ? La gonorrhée est une vérole en germe; le germe périt s'il n'est fécondé, et c'est en le transplantant qu'on le féconde.

---

(1) Dans l'instant où je tiens la plume, un jeune homme de vingt-deux ans, intéressant, d'une belle santé, en face de ma demeure, se trouve dans l'état le plus déplorable, pour une maladie, simple dans son début, aggravée par l'impéritie d'un apothicaire qui a laissé augmenter les symptômes par un traitement mal combiné, à tel point, que la maladie, en quarante jours, est devenue hideuse. Je travaille à réparer ces désordres.

Il faut parler d'une circonstance malheureuse, parce qu'elle est équivoque ; c'est l'opiniâtreté de l'écoulement pour quelques sujets. Souvent l'effet survit à la cause ; le mal a disparu, et ce qu'il y a de plus rebutant, de plus incommode, dure encore. C'est une particularité qu'on remarque surtout dans les sujets à fibre molle (1) et relâchée, où les organes ont peu d'énergie ; il est naturel que les indices du relâchement se prolongent. Ils pourraient se perpétuer, comme cela arrive quelquefois, sans une action coërcitive qui les fortifie, et qui d'accidentels, sont devenus chroniques, tant notre faible nature a de tendance à dégénérer, tant il y a de puissance véritable dans une longue possession. Ici je pressens une question. A quel signe connaîtrai-je, me dit le malade, si l'écoulement qui reste est vénérien, ou s'il ne l'est pas ? S'il dépend d'irritation, ou de la continuation du virus, ou de faiblesse ? Existe-t-il une limite exacte et précise entre ces deux états ? Et si elle existe,

––––––––––

(1) Les tempéramens sanguins et très-irritables éprouvent les mêmes accidens ; mais c'est par quelques imprudences.

pourquoi bien des docteurs eux-mêmes ne l'aperçoivent-ils pas ?

Je répondrai que la nature n'est point marâtre ; qu'elle ne trompe jamais ceux qui savent distinguer ses avertissemens ; qu'il n'y a pas d'accident si confus ou si incertain qu'elle ne vous apprenne à démêler, quand on veut n'écouter qu'elle et lui obéir.

L'écoulement aura cessé d'être vénérien, lorsque les cuissons et les ardeurs incommodes auront disparu, lorsque l'érection aura cessé d'être douloureuse, que la chaleur du lit n'en fera pas un supplice ; que l'écoulement sera devenu moins épais, moins visqueux ; qu'il se rapprochera par sa couleur, plus d'une déperdition de substance, d'une mucosité, que d'une déperdition virulente ; enfin, quand les deux caractères principaux de l'écoulement vénérien, savoir, âcreté, douleur et purulence ne s'y remarqueront plus, des épreuves pourront aider à ce diagnostic, comme de plus longues veilles ; l'usage modéré pourtant (car il doit toujours l'être) des liqueurs spiritueuses et surtout des aromes (comme le café); enfin, lorsque le convalescent aura pu impunément reprendre le régime d'un homme sain, avec ses habitudes, ses occupations, ses goûts, ses plaisirs, sans souffrances, il y aurait alors en lui pusillanimité à se croire malade. Je ne dis pas que chacun de ces indices, que chacune de ces épreuves soient convaincans; je dis que la certitude résulte de leur union.

Lors donc que le virus étant neutralisé, l'écoulement persistera, les pilules suivantes achèveront de rendre les organes à leur état naturel.

Pilules.

Thérébenthine cuite.	. . . .	demi-once.
Extrait de rhubarbe.	. . . . .	trois dragmes.
Sel de nitre.	. . . .	deux dragmes.

Mêlez, selon l'art, pour des pilules de quatre grains à prendre par couple, ou par trois à la fois et à trois périodes différentes, même à des intervalles plus rapprochés, pourvu qu'on ait égard à la distance requise entre les repas et les remèdes, et buvez immédiatement après une tasse d'infusion forte, avec les amers, comme les feuilles de véronique avec le cassia lignea, les feuilles d'oranger; ajoutez des lotions froides, des frictions avec les teintures aromatisées, les alimens substantiels, le bon vin, le bon air, l'exercice, sans rien outrer, les demi-

lavemens avec la décoction de quinquina,
et les plantes amères rendues vineuses, si
l'on veut. Bannissez surtout les boissons
débilitantes, et tout l'appareil des laxatifs :
on voit que ce traitement est lui-même une
épreuve.

J'ai dit que cette persévérance de l'écoulement paraissait une anomalie particulière
aux tempéramens faibles; elle se retrouve
enfin dans les tempéramens forts, précisément, parce qu'elle est une anomalie. Ici
le régime change ; ce ne sont plus des
alimens fortement nourrissans et toniques,
ni substantiels ; il faut au contraire des
boissons abondantes, des légumes pour
toute nourriture, les farineux, les bains,
les sangsues, même les saignées modérées :
c'est que d'un même effet peuvent résulter
deux causes contraires; surtout jamais d'injections : dans l'un et dans l'autre cas, les
injections sont des propagateurs et même
des créateurs du mal, quoi qu'en dise le
docteur Clare.

Le mercure trop prodigué enlève au
corps affaibli ses facultés réactives; et tout
remède qui gêne ces facultés, n'est plus
un remède : d'ailleurs, où le virus n'est

plus, qu'est-il besoin de mercure ? D'autres attribuant cette opiniâtreté de l'écoulement à l'insuffisance des doses, n'imaginent rien de mieux que frictions nouvelles, nouveaux robs, mercuriels de toute espèce. Le mercure, toujours le mercure à pleines mains; ils ne savent pas que le trop ici nuit plus que le trop peu : aussi sous leurs auspices, le mal qui s'affaiblissait, qui touchait à son terme, se réveille, et s'irrite de nouveau, et rassemble ses élémens épars ; ou s'il a disparu tout-à-fait, si ce n'est plus qu'une mucosité sans venin, qui a pris sa place au lieu des obstructions syphilitiques, ce sont les obstructions mercurielles qui surviennent; le mal se transforme, se résout dans plusieurs autres, mais plus grave, plus terrible, plus étendu, et plus difficile à caractériser.

Epuisée, anéantie, par tant d'épreuves impuissantes, privée de sommeil et de forces digestives, la victime que sept ou huit sacrificateurs se sont disputée, cherche enfin son salut sous l'abri de quelque renommée éclatante, se confiant, si j'ose dire, à l'enseigne. Encore du mercure, et un traitement complet sur nouveaux frais ; car ces bons docteurs ressemblent quelque peu aux maîtres d'école, qui ramènent toujours au rudiment l'élève d'un autre qu'on lui confie.

Viennent derechef les diètes rigoureuses, les fortes doses de Van Svyeten, le régime débilitant et réfrigératif. Tout cela ne s'est pas fait impunément, le sang s'est appauvri, la bouche s'est affectée, un désordre général trouble les humeurs, la poitrine y prend part, la fièvre survient, puis le marasme qui amène la mort, dernier terme de tant de fausses épreuves.

Au lieu de ce retour fatigant et dangereux aux mêmes choses, je conseille la cessation de tous les remèdes, les bons restaurans, un régime doux et sain proportionné aux forces de l'estomac, devenu capricieux; il faut même accepter les fantaisies jusqu'à ce qu'il y ait un mieux; alors le sirop n.° 1, sans mercure d'abord, ou le sirop n.° 2, fondant, dépurant, sudorifique, doivent suf-fire pour quelque temps, selon les forces du malade. Si dans la suite il convient d'a-jouter un peu de mercure, on y est encore à temps; avant tout, il faut restaurer le ma-lade.

Formule du sirop fondant et dépurant anti-
syphilitique.

Séné mondé.		demi-livre.
Salsepareille.		une livre.

Bois de gayac râpé, mis dans un nouet.	deux onces
Sassefras.	de chaque.
Racine de Squine.	

Iris de Florence.	une once
Crême de tartre soluble.	de chaque.
Jalap concassé.	

Anis vert.	deux onces
Aristoloche longue et ronde. . . .	de chaque.
Polipode de chêne.	

Faites infuser le tout dans trois bouteilles
de vin blanc sec, pendant trois ou quatre
jours ; passez et exprimez ; jetez douze bouteilles d'eau sur le bochet, et faites bouillir
une heure ; ajoutez cette liqueur à la première ; de ce mélange faites un sirop bien
cuit, à garder pour l'usage, avec l'addition
de mercure, s'il est nécessaire, à une très-
mince dose (1).

____

(1) Les mêmes doses composent douze pintes de tisane, qui est sûrement la même qui se vend avec tant
de pompe, et qui réussit très-bien dans les cas où le
mercure serait malfaisant, que la tisane du professeur Vigoroux, de Montpellier, qui fut un flambeau
de cette école ; je dois cet hommage à sa mémoire.

Ajoutez, comme atténuant, deux grains par pinte de sirop, jusqu'à quatre de muriate de mercure, pour en prendre deux ou trois cuillerées à bouche par jour, selon le degré du résidu vénérien, en buvant par-dessus une tasse de thé, ou de feuilles de véronique, ou d'oranger, de salsepareille, ou un bon bouillon de volaille avec le cerfeuil et autres légumes du goût du malade.

Ce traitement convient aux tempéramens épuisés, fatigués, soit par la longueur de la maladie, soit par l'insuffisance des traitemens antérieurs. Il convient surtout aux personnes âgées qui ont vécu avec ce germe profondément enraciné dans toute la masse des humeurs, et pour qui le temps, la persévérance, la tempérance en toutes choses, sont des moyens non seulement salutaires, mais indispensables.

CHAPITRE VI.

De la Gonorrhée vénérienne chez les femmes.

Il n'est pas de bon Juif qui ne remercie Dieu tous les matins de ne pas l'avoir fait

7 *

naître femme ; ces actions de grâces annoncent peu de modestie , et le fameux chevalier de la Manche eût eu de la peine à s'empêcher de les interrompre à grands coups de lance , lui qui soutenait que la femme , ayant été créée la dernière , était , par cette raison seule , supérieure à l'homme.

Le Juif a tort , sans doute , s'il entend parler du moral des deux sexes : épouses et mères, les femmes sont la consolation et le charme de la vie ; leur commerce épure le cœur, elles connaissent la gloire , rien du grand ne leur est étranger ; elles savent prescrire de nobles sacrifices , elles s'en imposent tous les jours à elles-mêmes de cruels , et l'héroïsme tant célébré des guerriers , n'est rien en comparaison de ces résistances terribles , de ces triomphes douloureux , qui fuient l'éclat et le jour , et qui seraient honteux s'ils n'étaient ignorés.

Je n'en dirai pas autant de leur constitution physique ; elle tient évidemment de la cacochymie ; elle rentre par sa tendance naturelle , et par sa composition particulière , dans la catégorie des scorbutiques et des scrofuleux. Les retours périodiques auxquels la nature les a assujetties , purgent , il est vrai , pour un temps les humeurs ; mais dans les affections syphilitiques, je ne sais si l'on doit compter ce soulagement pour un bienfait ; c'est plutôt un bien et un mal tout ensemble, puisqu'il arrête à la fois et les accroissemens du virus et les progrès du remède. Toutes les difficultés se réunissent contre une femme victime d'un moment d'imprudence, ou d'une lâche trahison : elle préfère quelquefois la mort, ou, ce qui est pire encore, une longue agonie à la honte des aveux. J'ai vu la plus intéressante créature périr d'incroyables souffrances, pour avoir trop long-temps gardé le secret.

CHAPITRE VII.

Difficultés de conformation.

Le calomélas, cet agent si puissant, ce curatif irrésistible contre le mal encore local, ne saurait recevoir une application immédiate, si ce n'est en cérat un peu consistant, appliqué sur un linge et déposé sur l'ulcère, s'il n'est pas trop éloigné de l'entrée de la partie malade ; il ne reste donc que les frictions et les boissons; mais les frictions générales ne conviennent guères à un mal particulier, les boissons trop énergiques pourraient offenser un tempérament irritable et surtout mobile à l'excès; ici, principalement, il faut invoquer le temps, il faut redire et redire encore, que le remède par excellence est le plus lent, le plus insensible, celui qui mine sourdement le mal, qui s'insinue à la longue dans les humeurs, qui rétablit l'équilibre sans que l'on s'en aperçoive.

Je prescris donc les bouillons et les bains accommodés aux formes du tempérament, à l'âge et au sexe du sujet, avec toutes les modifications que les circonstances seules peuvent régler; et pour tout médicament, une boisson appropriée selon le cas avec la composition que j'ai donnée plus haut, l'élixir médical, et deux grains d'addition pour une pinte d'eau distillée. S'il y a trop d'atonie dans le tempérament, que le mal soit inquiétant et enraciné, alors j'ajoute à un bon bouillon fait au bain-marie, avec les légumes du goût de la malade, une cuillerée à café d'une dissolution de muriate, dans le rapport d'un grain à quinze cuillerées à café d'alchool; de telle sorte que l'addition prescrite représente un quinzième de grain. Si la dose doit être encore augmentée, j'en fais prendre autant dans la pinte de boisson en tisane ; de cette manière l'agent curatif se reproduit sous trois formes différentes, et remplit sans abus une triple fonction ; car, comme on ne dépassera pas la limite de six grains pour un mois, il est impossible, avec toutes les distributions et divisions indiquées, que le tempérament le plus faible ressente même une légère incommodité.

L'élixir médical, dont j'ai donné la formule plus haut, convient aux femmes, au moins autant qu'aux hommes, par les raisons prises dans leur complexion, et que j'ai déjà indiquées ; mais pour en favoriser l'action, si le mal est tenace et rebelle, quelques frictions à la plante des pieds, gros comme une fève de pommade de cyrillo, une demi-dragme de muriate dans deux onces de cérat blanc, consistant et aromatisé, avec quelques gouttes d'une essence qui tranche assez bien pour flatter l'odorat. Cette dernière précaution est bien rarement nécessaire ; elle ne doit durer que peu de temps, cependant je crois ne pas devoir l'omettre ; alors, la maladie est harcelée sur tous les points et à toutes les heures, mais par des secousses légères qui ne peuvent amener aucun résultat fâcheux (1).

J'aimerais mieux que mon livre tombât entre les mains des maris, que dans celles des femmes; cet avis est fondé sur des considérations morales que je n'ai pas besoin de développer, et des considérations physiques, dont la principale est l'irritabilité nerveuse; et ce n'est pas trop exiger de celui qui les a trompées pour le mal, qu'il les trompe aussi pour la guérison. Ainsi, comme il y a des femmes d'un tempérament sanguin, d'autres d'un tempérament bilieux, beaucoup plus d'un tempérament lymphatique, toutes d'une très-grande mobilité nerveuse, appliquez aux maladies des femmes les règles et les exceptions que j'ai cru devoir établir plus haut.

____

(1) Quoique j'aie dit qu'il existe chez toutes les femmes une tendance plus ou moins marquée à la dégénération scorbutique ou à la scrofuleuse, je n'ai pas prétendu qu'il n'y eût qu'un tempérament unique pour les femmes; ce serait récuser le témoignage des sens.

CHAPITRE VIII.

Des Traitemens appropriés aux dégénérations diverses.

Quoique la philosophie enseigne qu'il faut définir les choses pour les bien connaître, il est des maux que l'on traite assez efficacement, et qu'on aurait de la peine à définir. Je prends pour exemple le virus scorbutique et scrofuleux, dont le premier pourrait bien n'être qu'un principe secondaire, une combinaison du virus arthritique et syphilitique, et l'autre une agglutination d'humeurs blanches, dépravées, aux dépens de la partie rouge et vivifiante; une surabondance de sucs visqueux et collans, qui s'aigrissent et s'épaississent par degrés et fermentent en s'épaississant, et parvenus au dernier période d'épaississement, produisent les indurations, les engorgemens aux glandes, les gonflemens aux os; car à son dernier degré, c'est la substance osseuse que le mal envahit, celle des articulations des jambes et des os de la tête d'abord; enfin toutes les parties où il séjourne au sortir des glandes: d'un autre côté, l'empâtement des viscères s'accroît, l'estomac paresseux refuse tout, les extrémités s'enfiltrent, la bouffissure et l'hydropisie surviennent; puis de graves docteurs prononcent que le malade est mort d'hydropisie, sans imaginer que l'hydropisie puisse avoir une cause, semblables à cet animal qui mord la pierre qui l'a frappé, et ne fait pas attention au bras qui a lancé la pierre.

Il est dans cette dégénération (la scrofuleuse) un point difficile à saisir, une condition intermédiaire et problématique, c'est, lorsque les humeurs, sans être assez aigries pour caractériser l'état scrofuleux, le sont assez pour préparer et déterminer à la longue cet état; là commencent les aggrégats séreux, lymphatiques, muqueux; tout le traitement doit prendre alors un double caractère, une tendance anti-scrofuleuse et anti-syphilitique tout ensemble, de manière pourtant que les anti-syphilitiques n'occupent que la seconde place: c'est que la vérole n'est en effet qu'accessoire, et qu'elle tire toutes ses forces de son alliée, quoique l'activité de cette alliée ne soit réveillée que par elle; que dans cette hypothèse le traitement soit plutôt cor-

roborant qu'affaiblissant, ou, s'il y a relâchement dans tous les systêmes, qu'il fournisse
à la nutrition ; car le sang est appauvri, et les
molécules où la vie réside, commencent à
à se dissoudre.

Le voilà donc enfin ce sirop inimitable et
merveilleux dans ses effets, si du moins il
arrêtait par sa publicité les clameurs de tant
d'hommes qui feraient mieux de m'imiter,
que de crier vengeance. Ils sont d'abord imprudemment entrés sur le champ de bataille,
qu'ils ont cru avantageux ; ils ne se doutaient
pas de tant de résistance, ils ne pensaient
pas que je leur opposerais des armes d'une si
bonne trempe. Le sirop anti-scrofuleux est
la plus belle conquête de la médecine moderne ; la pratique justifiera mes prétentions :
on aura beau crier qu'il n'y a rien de nouveau, cela est vrai, quant aux substances,
Que ne le composiez-vous ? Il ne m'a été ins-
piré que par de continuelles méditations afin
de trouver un correctif assez puissant contre
une dégénération si rebelle et si fréquente,
sans que rien en arrête les progrès, que l'âge ;
mais alors, des cicatrices dégoûtantes, si la
maladie a été profonde, sont le résultat des
traitemens ordinaires et impuissans. Mon si-

rop n'exclut pas les autres remèdes, ni les topiques sur les parties engorgées, comme la gomme ammoniac dépurée, dissoute dans le fort vinaigre, etc, etc.

Formule du Sirop anti-écrouelleux, puissant, inimitable, de ma Formule.

Dans une pinte d'eau de chaux clarifiée, bien bouillante, faites infuser une demi-once de bon thé; mettez en sirop par les procédés d'usage, en ajoutant pour chaque pinte trois ou quatre grains de tartrite de potasse antimoniée, ou tartre stibié, pour en prendre trois ou quatre cuillerées à bouche par jour, avec la tisane appropriée à la nature du tempérament.

Ici l'on ne peut mettre l'addition de muriate, que l'eau seconde précipiterait, et qui formerait une eau phagédénique : mais alors on met le muriate dans le bouillon, matin et soir, un quinzième de grain chaque fois, autant dans la boisson des repas, et dans les intervalles le sirop, d'un choix égal à la nature du mal et du tempérament, comme je l'ai décrit plus d'une fois.

Si, pour les tempéramens scrofuleux, la base du traitement est l'eau seconde de chaux, pour les tempéramens scorbutiques, ce sont les plantes crucifères sanctionnées par l'expérience.

Prenez, par parties égales, des espèces suivantes :

Cresson, beccabunga, saponaire, un tiers de la dose de douce-amère, fumeterre, chicorée sauvage, laitue, en assez grande quantité pour extraire vingt bouteilles du jus des plantes pilées ; ajoutez le quart de suc de trèfle d'eau, et quatre bouteilles de vin blanc sec : celui de Madère est le meilleur pour composer un sirop pour l'usage.

Le traitement des scorbutiques n'a pas de terme fixe.

Les cacochymes, les faibles, les délicats, prendront ce sirop dans un véhicule approprié à leur tempérament, soit dans une infusion théiforme, amère, de véronique, de tilleul, de feuilles d'oranger, d'arnica, de poligala, de virginie, de cassia lignea ; ou en buvant par-dessus une tasse de bon bouillon.

Mon traitement réconcilie en quelque sorte le mercure avec le scorbut, ces deux vieilles incompatibilités ; hors de là, ne songez point à lutter contre un double virus, dont une moitié demande ce que l'autre repousse ; car,

malgré leur alliance, les deux principes morbifiques n'en conservent pas moins chacun
sa nature : c'est l'histoire de cet enfant né
avec deux têtes pour un seul corps, qui, par
conséquent, avait deux volontés. Malheur à
ceux qui ne savent pas saisir ce point difficile.

Les tempéramens sanguins, riches d'humeurs saines, surabondans en vitalité, ré-
sisteront à tout ce qui leur sera prescrit,
même aux frictions qui sont nécessaires au
début d'une maladie qui menace tous les systêmes par sa violence, et par des invasions
générales et presque subites. Ici, la diète sévère, les boissons délayantes, les bouillons
légers, les laxatifs et les saignées, les sangsues et tous les anti-phlogistiques, qui, à leur
tour, doivent être modérés quand la maladie
est domptée; mais revenez bientôt à seconder
les besoins d'une nature vigoureuse, qui demande plus d'un secours, celui qui est ap-
plicable au mal, et celui qui régénère les
déperditions indispensables dans un long
traitement.

Surtout ménagez les ressources d'un corps
vigoureux; pour réparer un premier choc,
ne le rendez pas incapable d'en supporter un
second; en le délivrant d'un ennemi, ne

l'exposez pas sans défense à tous les autres. Tel n'est pas toujours le procédé de nos docteurs ; on les voit prodiguer à des tempéramens de cette sorte les frictions au tiers ou à moitié ; la liqueur de Van Svyeten ; tout ce qui attaque directement le principe du mal, mais aussi qui attaque le principe de vie quand la diète rigoureuse fait la base du traitement. On dirait que la nature est à leurs ordres pour réparer tous leurs dégâts, et qu'ils n'ont qu'à puiser à pleines mains dans un trésor, comme s'il était inépuisable. Mais il n'est pas d'abus impuni, et pour si grande qu'elle soit, chaque force a ses limites ; bientôt l'excès trouve en lui-même sa digue ; il faut s'arrêter ; les effets croissant de jour en jour plus dégoûtans et plus hideux, il faut bien interrompre les remèdes : mais dans cette interruption, le mal chemine, il grandit ; la bouche s'infecte, s'ulcère ; les dents menacent ruine, même après l'interruption ; l'élan est pris, c'est le travail de Pénélope. Pendant que le mercure opère, les gencives se tuméfient, s'ulcèrent, les alvéoles s'enflamment, les dents s'ébranlent ou tombent, et pendant que les gencives se cicatrisent, que les alvéoles se désenflent, que les dents se raffermissent, arrive un nouvel incendie. Qu'en conclure ? Qu'il faut d'abord s'attacher à l'arbre ; la greffe suivra. Or, l'arbre, c'est le virus scorbutique. Que les anti-scorbutiques soient donc la partie active du traitement, le mercure ne sera ici qu'un auxiliaire qui appelle d'autres secours. Graduez-en les doses avec précision : surveillez-en l'usage avec attention ; ainsi vos efforts mineront le virus scorbutique sans épargner le syphilitique ; vous combattrez le mal accidentel sans prêter de forces au mal primitif, car mon sirop remplit une double indication, et sa composition n'a rien que de facile. Il faut des soins, des précautions et un certain travail, il est vrai : c'est aux pharmaciens que cet avis s'adresse ; ils sont bons juges des proportions. Dans la saison morte, l'on trouve des extraits de toutes les espèces dans les pharmacies d'aujourd'hui, si riches et si savamment dirigées ; car c'est encore une des branches de l'art de guérir, dont l'amélioration doit faire honte aux médecins ; et la médecine, qui voit ses compagnes s'embellir et s'élever tous les jours, sera elle seule condamnée à dépérir.

Je bannis expressément de la composition de mon sirop, tout anti-scorbutique qu'il est, le raifort, cette substance d'une éminente âcreté et d'une digestion très-difficile, et que repousse l'estomac et le goût de presque tous les malades.

Quoi que j'aie pu dire de la différence des tempéramens, je n'ai pas prétendu révoquer en doute les règles communes à tous, comme d'éviter l'humidité, le trop grand froid, la trop grande chaleur, les intempéries des saisons, les excès de toute espèce. Le trop grand froid et l'humide impriment au mercure une action fâcheuse ; et quant aux excès, il est certain que les tempéramens forts en souffrent moins que les faibles ; mais un mal, pour être moins dangereux qu'un autre, n'en est pas moins un mal.

~~~~~~

CHAPITRE IX.

De la Chronicité.

S'il n'y avait que des maladies simples, pour les guérir, on n'aurait qu'à chercher dans les trois règnes l'agent le plus approprié au virus délétère ; car il en existe un pour chaque maladie, comme l'expérience en fait foi. Cet agent trouvé, tout serait dit ;
~~~~~~

alors le quinquina détruirait constamment et infailliblement la fièvre , l'émétique dissoudrait toujours les obstructions , et évacuerait les sucs dépravés , nul délabrement d'estomac ne résisterait aux stomachiques , et nulle affection vénérienne au mercure.

Mais, parce que les maladies sont sœurs ; parce qu'il règne entr'elles une malheureuse affinité ; que notre complexion , nos goûts, nos habitudes , entretiennent sans cesse quelque désordre ; parce qu'à peine un miasme dangereux s'est introduit, qu'il appelle, qu'il attire à soi tous les autres germes funestes , qu'il grossit peu à peu son cortège de tout ce qu'il trouve dans l'économie humaine de dépravé ou de prêt à le devenir, les maladies ne sont simples que par abstraction; pour la pratique , elles sont toutes mixtes et compliquées.

Plus une maladie s'est enracinée , plus elle a perdu de sa simplicité primitive , par où l'on peut juger que les moins simples sont les plus anciennes , et c'est ici surtout que se montre le grand bienfait du temps.

Alexandre trancha le nœud gordien ; il aurait eu plus de gloire à le dénouer. C'est ce que nous nous efforçons de faire. Aidés du temps , nous pénétrons dans les replis où le mal s'enveloppe; nous l'y poursuivons, nous l'en délogeons progressivement, et l'on n'est jamais plus maître du terrein que lorsqu'on l'a conquis pied à pied.

S'il y a de la faiblesse à pallier les maux, il y a de la témérité souvent à les attaquer de front. Ainsi, dans la guérison des maladies syphilitiques, n'adoptons exclusivement ni les remèdes héroïques, ni les tisanes; il faut également se défier de l'énergie des uns et de l'impuissance des autres.

Souvent les médecins prescrivent les eaux thermales, et j'applaudis à l'instinct qui détermine cette préférence. Mais quelles eaux thermales trouvons-nous entièrement appropriées au mal? Celles que vous aviez choisies dans une première période, ne conviendront peut-être pas dans une seconde. Le voyage seul aura pu déterminer quelque combinaison nouvelle, et la maladie que vous rapporterez à votre arrivée, pourra ne pas être entièrement la même que celle que vous aviez à votre départ.

N'oublions jamais que le mercure est la base des anti-vénériens, puisqu'il est anti-vénérien par excellence; qu'il faut qu'il se montre partout où il y a un vice ou com-

plication syphilitique ; qu'il est souvent nécessaire de l'adoucir, mais jamais de le bannir ; qu'il doit être une arme pour la défense,
mais jamais pour une agression téméraire.

Si donc nous trouvons sous la main un
curatif toujours approprié au mal, sous quelque forme qu'il se présente, pourquoi chercher bien loin des remèdes incertains, ac-
compagnés, peut-être, de repentir ? Donnez-
lui des associés qui l'empêchent d'affecter
d'autres formes que celles que vous lui im-
primez par les correctifs nécessaires ; qu'il
paraisse par-tout, mais sans domination ex-
clusive, sans action décisive, en quelque
sorte, comme assaisonnement ; sachez calculer d'avance pendant combien de temps
vous pourrez en soutenir l'emploi : il sera
forcé de se naturaliser, malgré ses qualités
meurtrières, si l'on sait diriger sa puissance.

Voici, en pareil cas, ma méthode : j'introduis dans la boisson ordinaire un quinzième
de grain de muriate ; j'en introduis autant
dans les bouillons : s'il est nécessaire de soutenir, par un régime succulent, les forces
épuisées, je mêle, dans l'eau du bain, de
quinze à vingt grains de la dissolution indi-
quée ci-dessus. On va chercher à grands frais

la santé aux eaux de Barèges ou de Plombières : mais quelles eaux minérales vaudront des bains appropriés, avec une précision presque mathématique, à la nature du tempérament et de la maladie? Ces bains sont de toutes les saisons et de tous les climats, et à la portée du pauvre comme du riche. Il faut que j'avoue aussi que j'en ai fait l'expérience sur moi-même. Que la critique ne cherche pas dans cet aveu une occasion de dénigrement. Avant moi, des médecins passionnés pour leur art, ne se sont-ils pas inoculé la peste (1)? Mais je n'ai pas tout dit sur la chronicité.

La jeunesse ne saurait se pénétrer assez de cette vérité, que le mal vénérien est un prothée ; que ses trèves ne sont souvent que de cruelles guerres ; que lorsque nous le croyons à jamais dissipé , il rentre plus ardent et plus corrosif dans le centre des humeurs, dans le foyer de la vie, d'autant plus terrible, qu'il a su cacher son séjour, et qu'à la faveur de son expulsion apparente,

____

(1) Et ces modernes esculapes, qui ont affronté mille morts en Espagne, pour l'honneur de l'humanité et du nom français, ont bien couru d'autres dangers !

il a pu miner, sans obstacles, l'édifice où il s'é-
tait renfermé : mais c'est surtout à la ruine
des solides qu'il se fait connaître alors.
Tant que les liquides seuls ont paru affectés,
nous avons facilement pris le change. Comment le démêler en effet parmi tant de
complications? A quel trait le distinguer,
quand il offre des caractères divers et même
contraires, affectant une forme qu'il aban-
donne aussitôt, tourmentant un organe pour
se jeter sur l'autre, ne s'annonçant que
par des mal-aises indéfinissables, des souffrances vagues, des inquiétudes bizarres :
mais à la ruine de la charpente osseuse, aux
douleurs atroces qui surviennent surtout
pendant la nuit, (la chaleur du lit les pro-
voque) tous les voiles sont levés, toutes les
transformations dépouillées ; l'ennemi se
montre alors tel qu'il est, avec toute sa force
destructive et son énergie dissolvante; c'est
l'époque des caries, des hyperostoses, des
exostoses, des tophus, des érosions, de la
table externe des os, des fièvres consompti-
tives. Parvenue à ce degré, je le sais, il est
rare que la maladie, si elle n'entraîne la
mort, n'amène au moins quelque grave et
notable lésion; et pourtant même, dans cet

excès de délabrement, dans cet état de misère et de ruine, si le tempérament est bon; si quelque vice accidentel, et surtout héréditaire, n'est pas venu fortifier le vice dominant, j'aime à le dire, il reste encore de grandes ressources; il est encore des moyens, non pas de rendre à un sujet si déplorablement épuisé, la santé dans sa fleur, mais de réparer bien des ravages. Les routiniers, je le sais, n'hésitent pas plus dans ceci que dans tout le reste; arguant de l'intensité du virus à la quantité requise du mercure, ils proportionneront les doses aux douleurs, chargeant d'autant plus le malade qu'il lui reste moins de forces pour soutenir le fardeau.

Mon traitement, dans ce cas, heureusement rare, n'est pas si compliqué qu'il semble devoir l'être; encore l'eau légèrement imprégnée selon la formule de muriate suroxigéné, un dixième de grain par pinte de boisson (plus serait trop), répéter cette dose dans les bouillons. La plus forte dose doit être contenue dans le sirop fondant et dépurant, qui sera anti-scorbutique ou anti-scrofuleux, selon la nature du tempérament qu'il est appelé à régénérer. Avançons avec précaution, pas à pas; combinons les bouillons, les sirops, les frictions; ne soyons ni trop prodigues, ni trop avares; ne précipitons rien, ne donnons rien au hasard, et gardons-nous de briser le vase pour n'avoir pas à le nettoyer; surtout que le régime serve de principal auxiliaire. Il faut tirer aussi des alimens un des principaux médicamens; tout serait donné à pure perte et au détriment du malade, sans cette précaution de rigueur.

Si de telles cures sont rares; si presque toujours la nature est impuissante contre le mal, il en faut accuser surtout l'impatience des malades qu'une trop longue rigueur importune; mais ici, comme en bien d'autres choses, l'espérance est une enchanteresse qui couvre de fleurs un abîme!

CHAPITRE X.

Suite du précédent.

Il y a peut-être quelque chose de pire que les maladies invétérées, même que les maladies héréditaires; ce sont les demi-guérisons, accompagnées de rechûtes et de demi-guérisons nouvelles, lorsqu'on a ouvert à la maladie des voies tortueuses ; car elle s'est tour-à-tour égarée et retrouvée ; chaque complication a produit son effet ; chaque accident a laissé sa trace à chaque traitement ; la force du mal s'est accrue de toutes les résistances qu'il a surmontées ; alors surtout, alors le virus est enseveli dans toutes les profondeurs ; il y règne en maître ; il y a suscité des mélanges inconnus ; il s'est insinué dans tous les canaux par où la vie circule ; il a envahi tous les organes ; il s'est mêlé à toutes les humeurs, les os en sont saturés. Il faut changer le chyle , changer le sang , changer l'homme, pour ainsi dire, tout entier.

Dans ce cas , le sirop doit contenir deux ou trois grains de muriate par pinte , pour les sujets charnus , replets , d'un tissu cellulaire expansif, tendant à l'obésité ; pour eux, le sirop avec une tisane active , comme la salseparéille ou les amers , beaucoup moins pour les tempéramens maigres et irritables : ici, prodiguez les bouillons et les boissons mucilagineuses et les bains ; mais, pour les uns et pour les autres , n'oublions pas ma devise : alimens médicamenteux , médicamens alimentaires.

J'ai vu donner à de vieux malades épuisés, anéantis, jusqu'à vingt grains de muriate suroxigéné de mercure, dissous dans l'esprit rectifié de froment, ou tout autre alcohol, dans une pinte de sirop, ou avec le lait. Précipitation funeste ! Ils veulent jouir ; ils en ont conservé l'habitude et comme le besoin ; mais jouir et souffrir excèdent également leurs forces. Malheureux en tout, ils ne peuvent même obtenir une mort prompte ; il faut qu'ils en sentent les pointes l'une après l'autre, qu'ils en comptent tous les degrés, qu'ils en savourent toutes les amertumes. *Frappe de manière qu'il se sente mourir*, disait au bourreau un des plus farouches héritiers de César. Il semble que le mal tienne un pareil langage, et que ce soit aux médecins ignorans ou inattentifs qu'il l'adresse. Imitons la nature, qui n'improvise rien ; comme elle amène la destruction, amenons la guérison ; car, depuis long-temps, l'on s'est détrompé sur les morts subites : la mort subite est celle dont les avant-coureurs furent secrets, et dès long-temps préparés.

Les lois de la nature ne ressemblent en rien à ces constitutions exotiques ou hâtives que des prétoriens rebelles voudraient imposer aux Rois. L'Univers, c'est l'ordre, a dit Pythagore ; or, l'ordre est dans les proportions, dans les gradations, dans les progrès insensibles. Recourons au régime que j'ai proposé, et qui n'est que le principe en action.

J'ai prescrit des bouillons nourrissans, à la fois, et médicamenteux ; mais il se peut que l'estomac fatigué les repousse. On sait tous les caprices de cet organe (1), et combien paraissent arbitraires, et les raffinemens

____

(1) On ferait un livre des sympathies et des antipathies de cet organe, que nous nommons bizarres, faute de savoir les expliquer ; mais la nature n'a rien fait en vain, et il n'y a pas d'effet sans cause. Nous autres, graves docteurs, dans notre science profonde, quand le secret de la nature nous est caché, nous affirmons impérieusement qu'elle est irrégulière, capricieuse, désordonnée, insensée ; que sais-je ? et nous consacrons de gros livres aux anomalies naturelles, comme si, pour définir l'anomalie, il n'était pas besoin de connaître la loi toute entière ! Ainsi, en croyant tracer l'histoire des erreurs de la nature, c'est celle de la faiblesse de notre esprit que nous traçons. Il est démontré pour moi, que toutes ces bizarreries apparentes ne sont que des conséquences nécessaires de quelque principe ignoré. J'ai pris mon parti sur ce point ; il ne m'arrive jamais de dire que la nature a

de ses sensualités, et les tyrannies de ses dégoûts ; laissez alors les bouillons, prenez des amers en extraits, en liquides : les lotions froides à l'anglaise sur la colonne vertébrale, sur le trajet des grands nerfs, même l'application de la glace sur l'estomac, sont aussi des moyens efficaces.

Employez les spiritueux adoucis par des sirops quelconques. Que sais-je ? Il faudrait être Dieu, pour détailler ce qui convient à toute sorte de complexions et à toute sorte

---

tort, mais plutôt que j'ignore ses desseins et ses mystères.

Qu'il serait grand, qu'il serait utile à l'humanité, celui qui, à travers tous les détours, toutes les transformations des humeurs ennemies, s'appliquerait à trouver la cause primitive et radicale d'où elles sont dérivées; qui inventerait quelque chose de pareil à ces grandes formules algébriques, sur lesquelles il n'y a qu'à calquer un problême donné pour le résoudre ! Peut-être un jour la science parviendra-t-elle à ce degré; alors elle sera véritablement science ; alors, tics et manies, et appétits dépravés, et tout ce qu'il y a d'exceptions apparentes aux lois générales, s'expliquera. Jusques-là, confessons notre ignorance, en prenant conseil du poëte :

Cur nescire pudens prave quam discere malo.

(HORACE.)

d'individus. Je veux que la nutrition s'opère en plus ou en moins, mais qu'il y ait réparation ; que les forces digestives se remontent avant tout. Dire précisément par quels moyens, je ne saurais ; il y en a cent, il y en a mille de généraux ; il n'en est qu'un, peut-être, approprié à tel tempérament ou à telle situation.

Je serais presque tenté de déplorer la fortune de la liqueur Van Swyeten ; présent du ciel, il est vrai, entre des mains habiles ; poison perfide et mortel quelquefois en de certaines mains (1) ; et, par malheur, il est connu de tout le monde. Que de consomptions et de phthysies elle a produites ; que de ravages irréparables l'abus qu'on en fait

***

(1) Je ferais une belle réponse à mes détracteurs, en imprimant un recueil de leurs ordonnances. J'en ai recueilli de quoi faire plusieurs volumes, et certes ils seraient instructifs. Quant à moi, l'expérience de tous les jours m'est un rempart assuré contre leurs accusations ; et quelques-uns d'entr'eux le savent bien, car ils en font leur profit en cachette. J'en pourrais citer, parmi les plus âpres à la censure, qui ne se font pas scrupule d'acheter de mes sirops, de mon élixir médical, chez les pharmaciens qui en ont la recette ; ces gens-là mordent le sein de leur nourrice.

traîne à sa suite ! Moi, qui me mêle un peu de phthysie, sur vingt que l'on m'appelle à traiter, j'en trouve souvent plusieurs qui n'ont pas eu d'autre cause. Sans doute il en est beaucoup d'héréditaires ; mais défions-nous d'un prétexte banal. La nature, mise toujours en cause par ceux qui ne savent pas écouter ses avis, pourrait nous dire ce que, dans notre bon fabuliste, la Fortune dit à l'enfant :

> Si vous fussiez tombé, l'on s'en fût pris à moi ;
> Cependant, c'était votre faute.

Comme il n'est pas de détail indifferent ici, je veux bien ne pas me borner à des soins purement médecinaux ; je réglerai la cuisine des malades autant que leur pharmacie.

Bouillons médicamenteux qui doivent pren-dre les formes curatives des complications diverses et des tempéramens.

Poulet, coupé menu ; mou de veau, et même maigre de bœuf, cuit avec le suc de cresson, de chicorée, de carottes rapées, d'endives, de laitue, de beccabunga, etc., etc.; le cassia lignea, la canelle, le girofle, pour les faibles, etc., etc. ; ceci seulement est es-sentiel, le tout cuit dans la boule d'étain, au bain-marie, en faisant dominer le goût que l'estomac du malade adopte de préférence. Toute cette composition de bouillon peut se varier à l'infini : ce qu'il y a de plus précieux est le ton médicamenteux que l'on peut donner pour chaque complication, pour chaque degré du mal, en s'assurant ainsi que le médicament devient un aliment précieux, et non un remède quelquefois funeste ; le thé, le vin trempé, quand le marasme menace, est quelquefois nécessaire.

Ceci semble, il est vrai, démentir ma promesse ; car un malade peut-il, sans guide, présider à des apprêts si minutieux, coordonner tant d'ingrédiens divers, calculer tant d'effets qui peuvent se croiser l'un l'autre, accélérer ou retarder les curatifs, selon les temps et les accidens ? Aussi n'ai-je pas exclu le médecin dans ce cas désespéré ; je l'appelle, au contraire ; mais je le voudrais prudent, éclairé ; et il vaudrait mieux n'en point avoir, que d'en avoir comme j'en connais : le bon sens d'un malade (de bon sens) le servirait mieux que le demi-savoir et la pédantesque tyrannie de cette foule irritable (1) que j'ameute en ce moment contre moi.

____

(1) *Genus irritabile.*

Je sais qu'ils ne se tiendront pas pour battus : il me semble déjà entendre leurs discordantes voies, et leurs argumens baroques. Le voici donc, s'écrieront-ils, cet ennemi des potions mercurielles; cet homme si prudent et si sage, qui a épuisé toute sa rhétorique à nous prouver que le remède est pire que le mal. Après tant d'effroyables tableaux des ravages de ce minéral; après nous l'avoir peint irritant, corrosif, souvent meurtrier; après nous avoir étalé complaisamment ces magnifiques promesses d'un traitement inoffensif, le voilà qui prodigue le mercure, et plus que nous encore ; qui, de la pharmacie, ose l'introduire dans l'office et dans la cuisine ; qui en imprègne les alimens et les boissons ; qui le fait aspirer au malade par tous les pores ; et c'est nous qu'il accuse ! Nous, qui traçons autour du minéral le cercle de Popilius, nous en bornons l'usage aux frictions, aux pilules, à quelques robs ; et lui qui en fait la base des alimens, il nous prêche la circonspection ; lui qui le répand à pleines mains, il traite l'emploi que nous en faisons de prodigalité meurtrière.

Tel sera, je crois, leur langage ; tel il fut

du moins, à l'apparition de ces pages fa-
meuses, où je conseillais l'eau émétisée,
pour toute boisson, pendant toute la vie
si l'on veut (1). A cela, je répondrai d'abord
que nous sommes chargés d'un fardeau de
vingt milles pesant d'air, sans que nos genoux fléchissent sous ce fardeau, ou que nos
membres en soient écrasés, grâces à la distri-
bution de cet air autour de nous. Tout mon
secret est là. Si c'est un secret, je vous le
rends, déclamateurs forcenés ; je vous le
rends, votre mercure assassin, devenu par
moi salutaire et impuissant, mais je vous le
rends sans âcreté, sans venin, sans toutes
ses qualités irritantes et perturbatrices, qui
en ont fait un fléau, tel qu'il est enfin, pour
qui sait le maîtriser. Je restitue aussi aux
médecins anglais leur théorie de l'ulcère
local. Vous ne vous êtes pas trompés, eux
et vous, en plaçant le siége de la gonorrhée

----

(1) Le suisse de l'hôtel Frascati s'est délivré de
maux de tête affreux après le repas, et surtout il est
obésiteux et sanguin. Et qui sait ce qu'il a prévenu
par la persévérance de cette boisson salutaire ? Ni lui,
ni moi ne le savons; mais il continue, seulement
parce que ses maux sont passés ; mille autres en
éprouvent les mêmes résultats.

dans la fossette naviculaire du gland ; ils ont conclu qu'il ne pourrait se porter plus loin , parce que le mercure est l'agent réparateur par excellence dans les affections vénériennes; vous avez conclu que plus on en donnait, plus il profitait ; vous n'avez pas dénaturé les faits primitifs , mais vous en avez négligé les conséquences ; vous avez raisonné , les uns , comme celui qui , voyant une masse d'eau rendue stagnante par quelque digue , s'imaginerait qu'elle resterait toujours ainsi, même après que la digue serait ôtée ; les autres , comme celui qui prescrirait l'ivrognerie , se fondant sur les qualités toniques du vin.

Je ne veux pas me parer d'un mérite étranger ; ce n'est pas moi qui ai trouvé le calomélas ; ce n'est pas moi qui ai senti le premier la fatalité des irruptions de la gonorrhée dans la masse du sang ; il n'y a rien de mon invention ici, que l'ordre , la méthode , l'économie ; et pour qui réfléchit, cette invention-là n'est pas sans quelque gloire.

Quiconque aura lu mon ouvrage avec quelque attention , le réduira sans peine à quelques vérités d'observation et d'expérience , qui se lient naturellement les unes aux autres.

De la variété des symptomes dans le développement d'un mal vénérien puisé à la même
source, ou égal en toutes choses ; de la facilité des métamorphoses de ce mal, surtout
des ravages produits par la meurtrière méthode des injections, il conclura que la vérole est une, que partout où il y a écoulement, s'il est vénérien, s'il y a infection, il
y a une vérole naissante, qui, circonscrite
d'abord dans l'organe du plaisir, s'étendra
et se répandra, envahira tout, pour peu
qu'on la néglige, ou qu'on l'irrite, ou qu'on
la refoule, si elle est répercutée enfin.

De l'unité du mal, il conclura de l'unité du
remède ; et par conséquent, aux variétés
innombrables du mal, il opposera des variétés pareilles dans les combinaisons du remède.

Il comprendra que trois choses sont à considérer dans le traitement : le siége du mal,
son âge, s'il est permis de s'exprimer ainsi,
et ses alliances, qui servent également à la
gradation des procédés et au choix des accessoires.

Qu'un mal, dont le siége est purement
local, demande des émissions plus directes ;
qu'un tempérament plus vigoureux supporte

un curatif plus énergique ; qu'il faut procéder pour déraciner le mal, comme la nature a procédé pour l'enraciner.

Que le fond du traitement restant toujours le même, puisque le spécifique ne saurait changer, tout l'art consiste dans les préparations et l'évaluation des doses, et la qualité et la quantité des véhicules relative au tempérament.

Hyppocrate avait laissé après lui deux grands médecins, la diète et l'eau. Sans me comparer à ce grand homme, j'ose dire que je laisserai après moi deux remèdes tout puissans, l'eau émétisée et l'élixir médical, héroïques autant dans leur action que par leur simplicité, chacun pour son genre particulier.

L'on se moquera de ma prétention, peut-être ; et de quelles prétentions plus légitimes ne s'est-on pas moqué ? Il y a long-temps qu'un savant m'a fourni une réponse : *Qui-dam.*

CONCLUSION.

CHAPITRE DERNIER.

Des Transformations du mal.

Rien de pire qu'un mal dégénéré, ou dévoyé ; en perdant ses formes naturelles, il rend les moyens de le guérir plus difficiles, si même il ne les ôte entièrement : toujours est-il plus difficile de l'apercevoir et de le bien juger dans ses déguisemens ; et malheureusement il n'y a pas de mal qui se dévoie ou dégénère plus facilement que celui qui est l'objet de cet ouvrage.

On le répercute par des injections, on l'enracine par des palliatifs, on le mêle au sang par des excès d'intempérance ; encore si, en changeant de forme, il pouvait changer de caractère ; si, en dégénérant, il se dénaturait ; s'il devenait benin : mais son caractère reste le même d'abord, et il vise à de-

venir pire ; plus caché , sans doute plus difficile à démêler, il devient en se graduant
plus dangereux par les mélanges. Quand
une maladie syphilitique est montée à ce
degré , il ne faut pas un grand effort de raisonnement pour comprendre que les moyens
curatifs doivent échouer presque toujours ,
s'ils ne sont que des moyens ordinaires et
d'un usage journalier ; car ce n'est plus une
maladie, c'en est plusieurs à la fois , unies ,
combinées, accouplées, identifiées l'une avec
l'autre ; c'est le démon qu'on nommait *Lé-
gion.*

Pour le conjurer, que pensez-vous qu'imaginent nos exorcistes ? Quelque industrie
nouvelle sans doute, quelque savante combinaison de moyens différens par leur nature,
mais indentiques par le but, qui s'associent
sans se confondre , se distinguent sans se
diviser , en coordonnant les effets sans en
diminuer l'énergie. Hélas ! l'invention de nos
grands hommes ne va pas jusques-là ; ils ont
aussi leur routine comme le vulgaire des praticiens ; ils apportent aussi dans les traitemens les plus individuels, si j'ose m'exprimer ainsi, le préjugé des formules universelles. Le sublimé corrosif et l'opium , oui ,

l'opium et le sublimé corrosif : hors de là, leur imaginative est à bout. Ils n'ignorent pas que chacun de ces deux ingrédiens pris à part est un poison, que peu de tempéramens résistent à chacun d'eux, que tout ce que le sublimé corrosif en substance peut atteindre, il le corrode ; que tout ce que l'opium touche, il l'émousse et l'énerve quand la dose en est faible, ou l'agace et l'irrite quand elle dépasse la mesure ; et parce que l'affaissement produit par l'opium ôterait aux organes leur ressort, ils lui donnent un auxiliaire. Comme le sublimé brûle et dessèche tout ce qu'il trouve sur son passage, et qu'il est de sa nature trop violent, ils le tempèrent par un élément qui empêche la réaction contre sa violence. En bonne foi, ne vaudrait-il pas mieux abandonner le mal à lui-même, il serait moins cruel que le remède.

J'ai déjà exposé dans le plus grand détail, et avec toute l'impartialité que je professe, les meurtriers effets du refoulement. J'ai montré comment les injections d'un mal en quelque sorte extérieur font quelquefois un mal interne et radical, comment elles repoussent dans la profondeur des organes ce que la nature avait pris soin d'éliminer au dehors, comment elles irritent ce qu'il faudrait adoucir, renferment ce qu'il faudrait chasser, enracinent ce qu'on pourrait dessécher et tarir. On a pu s'apercevoir dans mes écrits, combien les redites me sont odieuses, et que je n'aime pas exprimer deux fois ce que je crois avoir exprimé suffisamment une, et cependant le plaisir a tant d'attraits, la sécurité qu'inspire la disparition des symptômes est si trompeuse, les suites de cette sécurité sont si terribles, que je n'ai pas cru devoir les passer sous silence dans ce chapitre, même après les avoir exposées dans les autres. On peut être ennuyeux en répétant des avis utiles; mais on serait coupable en ne les rappelant pas, toutes les fois que l'occasion d'en montrer l'utilité se présente.

Je n'entreprendrai pas de décrire ce qui n'est pas susceptible de description; si les véroles dégénérées avaient des symptomes déterminés et une marche uniforme, elles ne seraient plus dégénérées; le caractère de la dégénération, c'est de n'en affecter aucun. Ici des dartres, là des coliques, des maux de tête insupportables, toutes les douleurs, et pas une de constante. Il n'est malheureusement que trop vrai que, dans ce nombre de cacochymies et de maladies sans noms, la plus grande partie a sa source dans la syphilis qui fut mal traitée et mal guérie, sans que je veuille qu'on la retrouve partout. Que l'on ne me fasse pas tenir ce langage ni avoir cette croyance ; d'avance je désavoue ce ridicule, si quelqu'un, comme cela pourrait arriver, s'avise de me le donner.

Je reprends ma route et je continue. Le médecin qui fait sa revue en courant, et souvent n'interroge par habitude que le pouls et la langue, administre un calmant ou un purgatif, ou autre chose qui se présente à sa mémoire, et croit avoir fait merveilles, et le malade qui n'ose s'avouer à lui-même la cause secrète de ses maux, aide à l'erreur. Comme toute cause a un effet, ces calmans, ces purgatifs, tous ces remèdes ordonnés sans ensemble, et quelquefois contraires l'un à l'autre, changent la direction ou la forme ou la physionomie du mal ; mais ils ne peuvent rien sur sa nature : tout ce qu'ils peuvent, c'est de le renvoyer d'un lieu dans un autre, ce n'est qu'un déplacement. Las, enfin, d'être masqué, pallié et contenu, chassé de siége en siége, fort de son long séjour et des résistances même qu'on lui a fait subir, il se montre enfin tel que l'ignorance des premiers médecins et l'imprévoyance des autres l'ont fait; c'est quelquefois sa première forme qu'il affecte, c'est aux lieux envahis les premiers qu'il vient consommer ses ravages, qu'il préparait déjà depuis long-temps.

Les voies urinaires, les prostrates, la vessie, et toutes les glandes environnantes, sont en proie aux irritations les plus vives; des tumeurs gommeuses, des exostoses se montrent sur les os cylindriques; la carie ravage les os plats de la tête, la cloison du nez, la voûte du palais, tout le trajet de la membrane pituitaire; des ulcères malins corrodent la gorge : alors, à ses fureurs, on reconnaît le vieil ennemi; mais, au milieu de tous ces ravages : quand toutes les humeurs sont dans un état de corruption, que les solides sont compromis, que le corps entier n'est qu'un débris de lui-même, où trouver des moyens de guérir ? Le principal, à mon avis, c'est la prudence; c'est une combinaison profonde et religieusement suivie d'alimens combinés avec des médicamens. Le médecin n'a pas à ramener la nature dans ses voies, mais à la rétablir toute entière ; ce n'est pas une restauration , c'est une création qu'on lui demande , et voilà pourquoi je n'ai pas supprimé la nutrition des remèdes : c'est dans cette vue que j'ai imaginé le système laborieux, mais nécessaire, d'un traitement qui embrasse toutes les fonctions de l'économie , pour qu'il y ait ensemble dans les secours comme dans les dangers, qu'ils se soutiennent l'un par l'autre.

Prudence, combien ce mot comprend de choses ! mais il en est une qu'il exclut pardessus tout ; c'est la prévention ; la prévention , ce péché mignon de nos oracles , qui tout fiers d'une réputation chèrement acquise , j'en conviens , mais soutenue à si peu de frais, ne pensent pas que l'on puisse , sans crime, douter de leur omni-science. Un homme est mort de l'opium , du sublimé ou de son mal; car il faut qu'il meure des trois ou de l'un des trois (1). Eh bien ! où est donc le sujet de plainte ?

____

(1) On croit prévenir l'effet naturel du poison par l'exiguïté de la dose. Quelle précaution ! Si la dose est

Vous lui fîtes, seigneur,
En le tuant, beaucoup d'honneur.

Mes conseils ne s'adressent qu'aux jeunes médecins, j'aurais tort de vouloir redresser les autres ; l'arbre a pris son pli. La jeunesse est naturellement docile, elle n'a pas eu le temps de s'enivrer d'elle-même ; il y a, qui le croirait, place pour la prudence dans cet âge, plus que dans un âge avancé. Je l'invite, cette jeunesse studieuse, à méditer mon ouvrage ; elle y trouvera peu-être des côtés faibles, car je ne crois pas à mon infail-

---

trop faible, elle ne produit rien contre le mal ; si elle est trop forte, elle produira ensemble, avec le mal, bien plus que le mal même, et devient mortelle. Quand le virus échappe au remède, c'est comme si l'on n'avait rien fait ; quand le remède atteint le virus, il détruit le malade. S'il est en puissance contre la maladie, donné imprudemment, en substance, dans toute sa violence, il faut qu'il estropie ou qu'il tue souvent, pour guérir quelquefois ; c'est-à-dire, quand (ce qui n'arrive que rarement) il trouve des résistances encore mieux déterminées que ses violences ; si l'on suspend, si l'on attaque, cette alternation ou cette suspension prête au mal de nouvelles forces, pendant que la victime dépérit, et qu'elle tombe enfin pour tout à fait.

libilité; mais elle y recueillera des germes que le talent pourra mûrir. Je me féliciterai toujours de lui avoir ouvert une carrière inconnue, et dans laquelle mes successeurs avanceront plus que moi.

RÉSUMÉ

DES TRAITEMENS

APPROPRIÉS AUX TEMPÉRAMENS DIVERS.

J'ai dit que, dans la combinaison du virus syphilitique avec les diathèses prédominantes, c'était surtout à ces diathèses qu'il fallait avoir égard ; qu'elles avaient de droit la principale part dans l'action du mal, qu'elles compliquaient les accidens, en agravaient les effets ; que, s'il était possible d'en faire abstraction pour n'envisager le virus qu'en lui-même, toute la différence des traitemens consisterait dans la différence des doses ; que, si je mets en première ligne le choix des substances auxquelles il faut qu'un mélange de muriate donne la vertu nécessaire pour chasser le virus, c'est que la fonction de ces substances est bien autrement importante que celle du muriate. Je les oppose au mal

constitutif, au lieu que le muriate n'est opposé qu'à un mal accessoire. Le lecteur ne
sera pas surpris de trouver, surtout dans ce
résumé, des règles contre les dégénérations
diverses ; il a dû comprendre que la destruction du virus est impossible tant qu'on lui
laisse de tels auxiliaires.

§. I. *Tempérament scrofuleux ; Remède héroïque pour en triompher.*

J'avais à soigner un jeune garçon, éminemment écrouelleux ; en vain j'étais prodigue
d'efforts ; la dégénération lymphatique, plus
forte que moi, entretenait une toux grasse,
avec une prodigieuse surabondance d'expec-
torations hideuses , une vraie toux de vieil-
lard (l'enfant avait alors six ans) ; il se faisait une égale déperdition par l'écoulement
des narines au moucher ; si la secrétion mu-
queuse venait à diminuer, la consistance des
crachats augmentait ; il s'y joignait des symptomes alarmans. J'observais que la première
enfance de mon jeune pupille s'était passée
sans aucune de ces crises destinées par la nature à l'épuration du sang, comme croûtes
laiteuses, teignes, boutons, etc. ; on ne pou-

vait, à la rigueur, le dire malade, mais c'était une maladie véritable qu'une telle santé ; les digestions se faisaient mal, l'appétit était bizarre, le sommeil surtout déréglé et toujours agité ; une armée de vers ascarides, qui, chassés, se reproduisaient presque dans quelques momens ; toutes les fonctions étaient sans harmonie aucune. Je craignais pour sa poitrine fortement menacée, surtout en me souvenant d'une chûte sur le front, d'où il était résulté une forte commotion interne. Pour exercer plus efficacement ma surveillance, je le faisais coucher avec moi, et ne perdais pas le moindre de ses mouvemens ; cent fois je le vis près d'être étouffé par les matières descendues dans la bouche et dans la gorge par les sinus fronteaux, à travers les fosses nasales. Je le mettais sur son séant, presqu'étouffé, la tête penchée en avant ; il crachait ou rendait une immense quantité de matières puriformes, sanguinolantes. Un autre phénomène, non moins grave, occupait mon attention ; les battemens du cœur étaient profonds, irréguliers, incertains et confus ; que l'on juge de mon anxiété ! Cet enfant était, tant vaut dire, mon fils d'adoption ; quinze ans entiers, j'épuisai ce que l'art m'of-

frait de ressources, fondans, anti-scorbutiques, extraits, sirops, bouillons médicamenteux de tout genre; c'etait peu; j'avais
appelé au secours de sa faiblesse et de mon
impuissance, les docteurs les plus renommés,
M. Dupuitrin entr'autres, qui, dans ce temps,
voulait bien m'honorer de quelque amitié :
cependant l'âge avançait et n'amenait rien
de mieux; la grande époque de la puberté
laissait les humeurs sans énergie, et les formes sans développemens; l'intelligence seule
bravait la maladie; j'avais pris soin de la cul-
tiver et de l'orner de bonne heure; le frêle
malade, presqu'inhabile aux fonctions vitales, apprenait de lui-même, et sans effort,
tout ce qu'on voulait lui enseigner; toute sa
vigueur semblait s'être réfugiée dans son esprit; c'était un bizarre et déplorable mélange
de caducité physique et de maturité intellectuelle, aussi précoces l'une et l'autre. Toujours
inquiet, et toujours alarmé sur une santé si
chère, je vivais moins en moi que je ne mourais
en lui. Enfin, après bien des études de méditations et de tâtonnemens, je m'avisai d'un
sirop, dont voici la formule :

Dans l'eau seconde de chaux, bien filtrée,

mais forte, faites infuser du thé (1) en quantité pour qu'il soit bien chargé; décantez, réduisez à la consistance de sirop avec du sucre, en ajoutant pour chaque pinte quatre grains de tartrite de potasse antimoniée, deux cuillerées à bouche par jour, en buvant par-dessus, une tasse d'infusion de feuilles de véronique, ou celle de racines d'enula campana prises le matin à jeun, et le soir en se couchant, avant chaque repas, deux fois le jour avec une tasse de thé léger, les pilules suivantes:

Gomme ammoniac dépurée, demi-once, extrait de fumeterre, extrait de cresson, de chaque demi-once, souffre doré d'antimoine de la troisième précipitation, deux dragmes, antimoine cru, une dragme ; melez selon l'art pour des pilules de quatre grains.

Ces deux compositions de sirop et de pilules surpassèrent mes espérances ; dès la première bouteille, la toux et les crachats diminuèrent visiblement, la dose fut doublée à la seconde bouteille, et ils disparurent

____

(1) Thé, demi-once par pinte d'eau seconde de chaux, bien filtrée.

comme par enchantement. Ce traitement fut continué jusqu'à cinq bouteilles : par plus grande précaution, l'effet tient du miracle. Que je serais heureux, si, après mûres réflexions, je pouvais persuader tous mes collègues ! Quelques-uns, peut-être, voudront m'imiter, et en faire l'essai ; le grand nombre médira, je m'y attends ; mais il reste tant de lecteurs raisonnables, sans passions, justes appréciateurs de la vérité, qui, fortifiés par l'expérience, propageront, dans des maladies si fréquentes, si rebelles, comme sont les tumeurs froides ou scrofuleuses, ce traitement si énergique, si héroïque, et si concluant pour la guérison.

Les forces du jeune malade se sont développées, le tempérament s'est régénéré ; mon jeune ami a la santé de son âge ; il est homme aujourd'hui, de corps et d'esprit ; crainte de rechute, je le soumets, cet hiver, 1822, au même traitement. Je n'ai pas dit jusqu'ici un mot du virus syphilitique confondu avec les écrouelles ; je ne manque pas de prodiguer le sirop que je nomme, avec tant de raison, anti-scrofuleux. Comme l'eau seconde précipiterait le muriate de mercure, je donne à très-mince dose le minéral en boisson, ou dans les bouillons, ou dans la boisson des repas, ou dans les deux ensemble, à des doses graduées, mais toujours avec prudence et ménagement.

Tempérament scorbutique avec la Syphilis.

Le scorbut pouvant se nommer, à bon droit, tendance éminente à la dissolution, à la putridité, tant des liquides que des solides, prodiguez les substances pourvues de sucs nourriciers, bonnes viandes rôties et bouillies, restaurans succulens, bouillons rendus médicamenteux, faits au bain-marie, avec les anti-scorbutiques du meilleur choix, qui s'accommodent aux circonstances; deux, trois, quatre bouillons par jour, s'ils passent bien et que l'estomac s'en accommode, avec la volaille, le maigre de bœuf, le poumon de veau: l'on peut incorporer dans chaque bouillon une fraction de muriate, dont l'impression légère n'irrite pas le premier virus; celui qui appartient au tempérament, le scorbutique, les boissons vineuses également préparées, pour que le départ des deux maladies se fasse sans violence et sans danger; les acides minéraux avec l'eau d'orge, pour obtenir la propreté de la bouche ; un gargarisme , car les acides et les mercuriels font mauvais ménage ensemble ; le sirop anti-scorbutique de ma formule, avec l'addition d'un ou deux grains de muriate suroxigéné de mercure par pinte ; les pilules en extraits, qui concourent au même but avec le reste du traitement, qui, par ses divisions et sous tant d'espèces, trouvent réuni assez d'action et de force anti-vénérienne, pour expulser cette maladie, sans agraver le virus du scorbut : une pilule avec chaque cuillerée de sirop.

Composition des pilules.

Extrait de cresson. . . . . ⎫
     de fumeterre. . . . ⎬ parties
     de beccabunga. . . ⎭ égales.

     de douce-amère. . ⎫ le tiers de
     de trèfle d'eau. . . ⎬ la dose.

Pour réduire en pilules de quatre grains, six pilules par jour , avec six cuillerées de sirop, deux cuillerées, trois fois le jour avant l'heure des repas, si rien ne contrarie.

Composition de sirop anti-scorbutique pour la complication syphilitique.

Cresson, chicorée et fumeterre à brassée ;

pour en extraire le suc, et le tiers de trèfle d'eau ; faites infuser plusieurs jours dans le vin blanc sec : celui de Madère, ou celui de Malaga, sont les meilleurs ; pilez et exprimez, clarifiez, pour réduire en sirop pour l'usage, sans eau.

Nous omettons expressément le raifort, cette substance âcre révolte nombre d'estomacs, qui la repoussent et ne la digèrent que difficilement ; avec l'addition de deux grains de muriate suroxigéné, par pinte ; ce remède ainsi divisé, sera pris avec les alimens, avec les boissons, aux repas, et dans l'intervalle avec le sirop ; ainsi toutes les digestions en sont imprégnées, le remède sera par-tout, il accompagnera la chylification, dans toutes les voies qu'elle doit parcourir, s'immiscera dans la nutrition, et sera admise à tous les secrets, à tous les phénomènes de la reproduction des humeurs par les forces digestives ; sans offenser par sa présence, ni la délicatesse, ni la grande mobilité des deux systêmes, tant solides que liquides.

Que le lecteur, sans être initié, ni sans se targuer de science, décide lui-même.

Si le rob, toujours rob, si la liqueur de Van Svyeten, qui est la dissolution de muriate de mercure, dans l'esprit rectifié de froment, pris deux, trois fois le jour, avec le lait ou autre véhicule ; si le même médicament qui se donne à tout moment par des gens qui jouissent de la réputation d'habiles, qui l'administrent en nature, ce poison terrible ; un dixième ou quinzième de grain mêlé avec quelqu'autre substance et une addition d'opium ; les effets sont brusques et passagers, et sans doute très-perfides et très-meurtriers, dans mille occasions délicates et difficiles ; s'il y a écoulement, le calomélas comme remède local, renouvelé autant de fois que l'on voudra entre le gland et le prépuce, sur le gland et dans le méat urinaire, sa présence ne donne aucune sensation, et cependant sa puissance ne saurait être contestée pour détendre l'ulcère qui caractérise la maladie ; mais ce qui vaut bien mieux, pour prévenir les excroissances ou carnosités qui se forment dans le canal de l'urètre, ou les prostates, ou ailleurs, si difficiles à débeller par la suite, quelquefois indomptables, et qui font le tourment de la vie entière, dans la maladie scorbutique syphilitique, comme dans la scrofuleuse, le spécifique est par-tout en même-temps, sans qu'il puisse produire des orages et des ravages sur aucun point, avec tant de précautions qui se lient ensemble et si bien entendues.

3ᵉ. §. *Tempérament bilieux.*

Un des caractères principaux de ce tempérament, c'est la rigidité, l'irritabilité de la fibre, et du systême des nerfs, en général ; de là, tristesse profonde, changemens bizarres, au physique et au moral, spasmes, contrictions, variations de tout genre. Si le régime conseillé par la nature consiste donc évidemment dans les préparations calmes, tout ce qui peut dilater, et dilater et détendre, est de rigueur, les bains oléagineux (1) ou les simples, les diurétiques, tous les mucilages, les bouillons de veau ou de volaille, avec carottes, navets, oignons blancs, laitues, amandes.

J'ai conseillé aux scorbutiques un régime pris dans le règne animal ; c'est au règne végétal qu'appartient le régime des bilieux :

---

(1) Utile établissement des bains oléagineux, dirigé avec des soins et des précautions, l'on peut dire inimitables, par Monsieur Robert, au Gros-Caillou, île des Cygnes, n°. 22.

quelques purgations douces avec la manne et le petit-lait ; le ventre doit être tenu libre ; une vie paisible , se lever matin , se coucher de bonne heure. Le médicament principal, après le régime, le correctif le plus puissant, comme le plus propre à combattre la maladie vénérienne, sera l'élixir médical, ce remède innocent et infaillible, qui, sans crises et sans secousses, déracine peu à peu et insensiblement le mal.

Formule de l'Elixir médical.

Dans une pinte d'eau distillée, de laitue, dissolvez une dragme de camphre dans l'esprit de vin, deux dragmes de sel de nitre et de quinze à vingt gouttes d'essence de térébenthine pour la saturer, en ajoutant, pour les gonorrhées, quatre grains par pinte de muriate suroxigéné ; l'on prendra trois ou quatre cuillerées à café jusqu'à six , divisées en trois fois dans une tisane appropriée ou dans du bouillon léger ; le calomélas appliqué toujours sur le mal local.

Tempérament sanguin.

Le tempérament sanguin est l'opposé du

bilieux ; autant il y a dans celui-ci de con-
centration, d'accablement et de dispositions
mélancoliques ; autant, dans l'autre, il y a de
chaleur, de pétulance et d'entraînement vers
tout ce qui flatte ou amuse les sens. Quand
l'exaltation est au comble, cette chaleur devient impétuosité et décide la fièvre ; cette
pétulance même change en fureur. Pour les
individus de ce tempérament, il n'y a pas de
privation qui ne soit un supplice, point de
contradiction qui ne passe pour un insupportable joug. Emportés par une passion dominante, ils ne voient, ils ne sentent qu'elle,
n'obéissent qu'à elle. Cette disposition nuit
beaucoup à l'efficacité des remèdes. Sollicités
sans cesse, par la violence de leurs appétits, à
de nouveaux plaisirs, ils maudissent et bri-
sent la règle ; et la vigueur naturelle de leurs
organes leur faisant illusion sur le danger,
ils aiment mieux éluder le mal que de le
guérir ; et le moindre palliatif leur convient
mieux qu'un remède sûr, mais lent.

Traitement curatif.

Sirop d'orgeat, avec deux, jusqu'à quatre
grains d'addition de muriate suroxigéné et

une dragme de sel de nitre par pinte , que l'on prescrit trois ou quatre fois le jour; une cuillerée à bouche dans l'eau simple, ou avec une tisane de fleurs ou racines de nénuphar; celle de chiendent, avec les racines de fraisier., viandes fraîches, légumes doux, à la sauce blanche , farineux de toute espèce , cuits au lait, à celui d'amandes. Privation totale d'échauffans, de spiritueux, bains quotidiens et d'une longue immersion.

Les sangsues à l'anus , au périnée , au prépuce, des saignées plus ou moins souvent répétées , peuvent devenir essentielles , et même de rigueur indispensable. Ne rien précipiter, procéder avec ordre, avec méthode, avec patience , et jamais n'oublier que le temps qui détruit tout, mais qui répare tout , est le meilleur et le plus puissant auxiliaire.

Tempérament muqueux pituiteux.

Ici la fibre est éminemment lâche , et tous les tissus expansifs. L'objet principal du traitement doit être par conséquent de fortifier et de raffermir, mais au moins de conserver toute l'énergie du malade. Le sirop fondant et dépurant, répond à cette première indication ; il se compose comme il suit :

Pour six bouteilles, qui suffisent ordinairement pour un traitement.

Séné mondé . . . . } quatre onc.
Salsepareille . . . . } demi-livre.

Bois de gaïac rapé , mis dans un nouet ;
Sassafras . . . . } deux onces
Racine de squine. . . . . . } de chaque.

Iris de Florence . . . . . . }
Anis vert . . . . } deux onces
Crême de tartre . . . . . . } de chaque.
Aristoloche longue et ronde. }

Antimoine cru . . . . } demi-once
Jalap concassé . . . . } de chaque.

Polipode de chêne , une once.

Extrait de cigüe, deux dragmes.

Faites infuser, pendant quatre jours, dans deux bouteilles de bon vin blanc sec ; ajoutez six noix, coque et chair pilées ; passez la liqueur par expression ; faites bouillir le bochet dans quatre pintes d'eau ; mêlez les deux liqueurs ; après les avoir exprimées, pour un sirop à conserver pour l'usage , pour en prendre de quatre à huit cuillerées par jour , avec l'addition de deux jusqu'à quatre grains de muriate suroxigéné de mercure.

Si l'estomac était faible et ne digérait pas avec facilité le sirop, une pilule de la formule ci-après, par cuillerée de sirop.

Extrait de chicorée . . .) demi-once
    de fumeterre. . .) de chaque.
    de rhubarbe . . .) deux drag-
    de genièvre . . .) mes de chaq.

pour des pilules de quatre grains.

Ici le régime change, une nourriture sè-che, prise du règne animal, viandes grillées ou rôties, du bouilli, du bon vin trempé aux repas, même un peu de vin pur, si l'estomac l'exige.

S'il y a échauffement momentané, pour le calmer, faites usage des tisanes laiteuses, de l'eau de poulet; mais comme l'abus serait contraire au traitement, renoncez-y aussitôt que les choses auront repris leur cours; des bains, un ou deux par semaine, pas trop chauds ni trop long-temps soutenus, d'une demi-heure; le principal ne doit pas être sacrifié à l'accessoire; des bains locaux, des lavemens, pour remplacer les bains trop répétés; l'on peut les prendre avec l'infusion de quinquina, et les garder, en n'en prenant qu'un verre chaque fois, si la faiblesse diminue.

Pour les tempéramens de cette sorte, affectés de la syphilis, il faut que la progression
du remède soit ménagée pour les doses ; il
faut qu'il se naturalise dans l'estomac , et que
le tempérament se soumette sans violence ;
alors on augmente le muriate , à chaque bouteille, d'un grain, en commençant par deux ,
et finissant par quatre, qui sera la plus forte
dose : le reste sera pris du temps moral.

Ce traitement est celui qui convient le
mieux aux personnes avancées en âge, et à
ce reste de mal qui a été transformé , et est
devenu chronique ; mais en tout , il faut de la
mesure ; souvenons-nous toujours que le bien
est entre le trop et le trop peu.

Je ne saurais tout dire et tout écrire ;
chaque tempérament individuel à ses circonstances et ses phénomènes, propres à suspen-
dre ou à précipiter les effets des remèdes ,
selon que la nature le recueille ou le repousse ;
à augmenter ou à diminuer les doses , selon
que leur action est lente ou rapide, ou directe
ou embarrassé ; à balancer, mitiger , exciter
ou ralentir, d'après la foule de besoins, qu'il
n'est donné à personne de prévoir entièrement d'avance, et de déterminer avec une
rigoureuse précision. Et tous ces tempéra-

mens divers entrent les uns dans les autres,
et s'empruntent quelquefois des analogies
que l'art doit poursuivre et modifier avec des
combinaisons réciproques comme leurs différences, alors que rien ne se ressemble jamais très-exactement, qu'il est nécessaire de
le répéter cent fois.

Il est certain que s'il était au pouvoir de
l'art de créer un agent éminemment subtil,
éminemment transformable, susceptible de
toutes les impulsions, qui, lancé une fois
dans le torrent de la circulation, en pût suivre tous les détours, qui s'introduisît avec
les alimens dans l'estomac, avec le chyle
dans le sang, qui s'immisçât dans tous les
couloirs, et descendît dans toutes les profondeurs, qui les pénétrât librement, qui
marquât enfin de son empreinte tous les
mouvemens d'action et de réaction dont la
vie se compose; rien au monde ne payerait
cette invention, et l'agent employé à tant
d'usages merveilleux, se nommerait, à bon
droit, le réparateur universel. Il existe, cet
agent, aussi actif, et en même temps aussi
docile que j'ai dit, pour qui sait maîtriser
son énergie, base essentielle du traitement
syphilitique; il y a un secret de le faire en-

trer dans les abymes, dans la chylification, de modifier par sa présence successive et soutenue toute l'économie.

Elément devenu nutritif et curatif ensemble, grâces à des précautions plus adroites que savantes, on le verra tourner à la guérison les fonctions les plus obscures de la vie. J'ai dit qu'il fallait savoir s'en rendre maître ; et c'est en effet toute la médecine : comme la politique, la médecine est l'art de balancer les actions par les réactions ; tout est perdu, si l'action du remède comprime celle des puissances internes , et suffoque les mouvemens organiques ; ou si l'action des puissances internes détruit celle du remède. D'un conflit, faites un concours, Docteurs, et puis reposez-vous ; toutes vos belles théories ne valent pas ce précepte.

OBSERVATIONS.

PREMIÈRE OBSERVATION.

Rien ne fortifie un raisonnement comme un fait; et dans toutes les choses d'expérience, il n'y a pas de bon raisonnement qui ne s'appuie sur des faits : voici quatre témoignages importans contre l'universel ; quel qu'il soit, quelle que soit l'occasion qui se présente, j'invite fortement le lecteur à les méditer avec attention ; il y verra deux traitemens fondés contre l'exaltation des forces vitales pour deux jeunes gens, et un traitement basé sur le relâchement des fibres et l'affaiblissement du système, et l'affaissement qui est la suite presqu'inévitable d'un âge avancé ; il en pourra conclure que ce qui sauva le dernier, celui dont l'âge et le tempérament était usé et fatigué, était dans une atonie complète, devait être différent de celui des deux jeunes sujets, qui présentaient tous les contraires, c'est-à-dire, qu'à un très-petit nombre d'axiomes près, rien n'est absolu en médecine comme en bien d'autres choses, quoi qu'on en puisse dire, et que c'est la connaissance des rapports qui constitue la science médicale toute entière.

Observation.

M. le baron de P*** avait eu à Naples une affection vénérienne, dont le traitement fut manqué; huit ans s'étaient écoulés, et toujours il reparaissait quelques symptomes par intervalles, quoique de peu d'importance, entr'autres, un léger écoulement, qu'on ne manquait pas de répercuter par des injections astringentes, qui produisaient l'effet désiré; l'écoulement disparaissait pour un temps plus ou moins long.

M. le baron avait soixante-huit ans : ce n'est guères l'âge des séductions; mais l'habitude est une seconde nature; il succomba à la tentation, et ne fut pas délivré du mal, mais ajouta un mal nouveau à celui qui avait élu domicile chez lui. Vieil hôte et nouveau venu se mirent aussitôt à lutter d'adresse et de violence; les résultats de la lutte furent prompts; en quelques jours, une prodigieuse inflammation, un gonflement extraordinaire survint

aux testicules ; les douleurs étaient atroces,
la fièvre continue : tout présentait à l'œil le
moins exercé les signes d'une destruction prochaine et complète des parties sexuelles. On
s'en tint d'abord à l'application des sangsues
sur le perinée, et sur le corps même des testicules. L'inflammation était fixe, restriction
nécessaire, et que l'on ne fait pas toujours
dans l'application des sangsues. Des bains pro-
longés, de légères frictions de mercure au
tiers répétées tous les jours, en essuyant le
corps gras, pour que le remède ne pénétrât pas
trop avant. Il était urgent d'arrêter les progrès d'un mal qui précipitait sa marche ; mais
il fallait aussi user de prudence, pour ne pas
dépasser les moyens qui restaient à une nature souffrante et épuisée ; l'estomac repous-
sait toute espèce de tisane médicinale ; la tisane vineuse avec le sucre et le vin de Bor-
deaux fut la seule qui passa, et qui fut reçue
avec complaisance par l'estomac ; le goût d'ailleurs s'en trouvait satisfait : on en donnait au
malade nuit et jour, pour étancher sa soif ardente ; et malgré que la fièvre ne désemparât
pas, à peine essayait-on de revenir aux boissons mucilagineuses et adoucissantes, que le
dévoiement survenait avec profusion, et avec

une prostration totale de forces. L'intensité de la fièvre se soutint les huit premiers jours ; malgré tout cela, la nourriture du malade était succulente, et il y prenait goût, et gagnait plus qu'il ne perdait : de bonnes viandes rôties, d'excellens bouillons, faits au bain-marie et fort nourrissans. Aux ardeurs près de la fièvre et de la soif, la maladie semblait arrêtée dans ses progrès ; mais si elle n'avançait pas, elle ne rétrogradait pas non plus. La tumeur des testicules était énorme, surtout sur le droit : nulle apparence de résolution, en dépit des frictions, en dépit des bains. Je pris le parti d'ajouter au bouillon du matin un quinzième de grain de muriate suroxigéné de mercure. Toujours fidèle à mon système d'assimilation et de division, il prenait deux fois le jour une cuillerée de sirop de ma formule, avec addition de trois grains seulement de muriate. Cependant, rien ne changeait ; l'induration était au comble, et le scrotum, d'une couleur plombée, était l'indice précurseur d'une prochaine mortification et de la gangrène. Tant de signes alarmans se faisaient voir à la fois : encore un quinzième de grain de muriate dans la tisane vineuse légère dont le malade faisait une ample consommation nuit et jour. Cependant, ses amis et ses parens prirent l'alarme ; ils demandaient une consultation que j'approuvai. Le malade seul, instruit par son expérience, de ce qu'on gagne au grand nombre de médecins, persistait à ne vouloir guérir ou mourir que par mes ordonnances.

La maladie stagna dans cette fâcheuse situation. Un jour, il parut deux crevasses sur la partie affectée la plus saillante, qui aussitôt déterminèrent une suppuration abondante du testicule droit ; la couleur de la plaie était livide et noirâtre, ses bords renversés, il en découlait un pus hyquoreux et sanieux, et en très-grande abondance ; point d'autre changement qu'une diminution de douleur. Ce nouvel incident leva les scrupules du malade ; un médecin fut conduit par un ami et par le frère du malade, qui le souhaitait avec ardeur ; mais le médécin qui ne s'attendait pas sans doute à trouver de si grands ravages, recula de terreur, ne dit mot, et ne reparut plus. Cette manière de procéder ne laissa pas de grandes espérances à ceux qui s'intéressaient vivement au malade. Bientôt il se forma deux fistules ; elles avaient deux pouces de profondeur en quelques jours. Cet ensemble n'avait rien de rassurant et faisait tout craindre ; elles furent pansées, injectées et parfaitement soignées par M. Boursier, mon élève, jeune homme intelligent, adroit et de la plus grande espérance. Pour moi, loin de partager la confiance du malade, qui ne doutait de rien, je prenais parti pour ses amis, qui m'avaient communiqué leurs craintes ; une consultation me semblait, comme à eux, indispensable : tout m'effrayait, les formes hideuses du mal, et l'âge du malade, et ses excès passés, qui avaient altéré une constitution plus robuste autrefois.

Je ne doutais pas que l'amputation ne fût proposée avant l'invasion totale de la gangrène ; mais, dans cet état de faiblesse, aurait-il résisté à une pareille épreuve ? Cela paraissait impossible ; c'était donc tomber de Carybde dans Scylla. Je m'en tins à mon antidote, et le succès me justifia : légères frictions plus ou moins rapprochées, bains à l'alternative, muriate à fractions dans les bouillons et dans la boisson, à toute heure ; sirops, muriate partout, avec les alimens et à toute heure. Le mal céda par degrés, et céda si bien, que le baron se porte mieux qu'auparavant. Si je disais que c'est là une santé florissante, on rirait de moi et de ma métaphore ; les fleurs sont rares à soixante-huit ans ; mais tous ces embarras, ces malaises, ces douleurs sourdes, qu'il éprouvait depuis huit ans, ont disparu, et il se porte aussi bien que possible, pour quelqu'un qui a long-temps abusé. Cherchez maintenant ce remède nourrissant et tonique ; soumettez par la pensée mon pauvre baron à quelqu'un de ces distributeurs en vogue de remède universel ; réduisez cette nature appauvrie et défaillante aux vingt verres de tisane, aux deux côtelettes et au rob, vous le verrez se débattre infructueusement de jour en jour contre le mal, les forces de plus en plus dépérir, l'appétit et les digestions disparaître ; l'accroissement de la fièvre ; ce ne sera bientôt plus qu'une masse inerte que la gangrène et la putréfaction auront bientôt dévorée ; si vous ne procédez autrement chez un sujet, dans cette catégorie, et soumis aux influences décrites, vous tuez la nature, *et le malade suit.*

« Quand l'envie et la plus noire calomnie
» s'acharnent contre le bienfaiteur de l'hu-
» manité, contre celui qui sacrifie à l'obser-
» vation, tant de veilles, à qui rien ne

» coûte, ni fatigues, ni sacrifices de tout
» genre, il faut bien surmonter une fausse
» honte, et prendre ostensiblement sa dé-
» fense. J'ose déclarer au Monde entier ce
» qu'un sentiment de gratitude me détermine
» d'écrire, en signant et certifiant l'histo-
» rique de ma maladie, décrite dans l'ob-
» servation du docteur Lanthois, qui, loin
» d'exagérer le danger où j'étais, le dimi-
» nue. Je sortais d'une maison de santé,
» dans laquelle je devais bientôt succomber;
» me livrant aux soins de M. Lanthois, j'ai
» éprouvé ce que j'en attendais, une véritable
» résurrection.

» Dans l'établissement où je m'étais logé,
» pour y trouver ma guérison, ni les cris, ni
» l'agitation continuelle d'une sonnette, ne
» pouvait, de toute la nuit, attirer un infir-
» mier ; je ne veux pas dire le docteur, ni
» seulement un élève. Quelle différence ! A
» une, à deux, à trois heures du matin,
» j'avais M. Lanthois, qui s'empressait près
» de moi, remontait mon moral et l'encoura-
» geait, et soulageait mon physique, et s'op-
» posait à la gangrène qui menaçait de tout en-
» vahir. Mes nombreux amis me présentaient
» leur médecin; mon frère même, qui avait

» perdu tout espoir, se retirait navré avec
» l'homme de l'art, qui n'osait rien ordonner.

   » Mon sauveur seul avait des espérances,
» et il a prouvé qu'elles n'étaient pas mal
» fondées. Je ne balancerai pas de lui fournir
» un titre ostensible de reconnaissance, le
» seul digne de lui, le seul qu'il ambitionne,
» cet homme bienfaisant, sensible et géné-
» reux : l'avenir le dédommagera, il ne peut
» en être autrement, et ses ennemis reste-
» ront chargés seuls, et humiliés, et con-
» fondus de tant d'injustices, qui, presque
» toujours, s'attachent au vrai mérite.

« De Prissac. »

DEUXIÈME OBSERVATION.

Différence de Traitement.

Ici l'âge, le sexe, le malheur de la victime
augmentent l'intérêt ; à dix-sept ans, elle a
déjà épuisé toutes les amertumes de la vie ;
à cet âge de l'innocence, mademoiselle Augustine C......, d'une famille honnête, aimée,
d'un jeune homme de vingt-un ans, l'impru-
dent, le monstre peut-être, en échange de
cette fleur qui disparaît aussitôt qu'elle s'é-
panouit, empoisonna son sang. Le malheu-

reux! Je ne cherche pas à décrire l'étonne-
ment et la douleur de la jeune personne ; à
la découverte du funeste secret qui se mani-
festa par d'atroces douleurs, il fallut bien
surmonter une honte naturelle et implorer
des secours ; tout fut avéré. Elle fit choix de
M. le docteur, qui dirige un établissement de
santé. Le médecin administra la liqueur de
Van Swyeten ; la continuation de six bouteilles ; j'ignore la quantité précise de muriate suroxigéné de mercure qui entra dans
le breuvage, mais je puis en attester les effets;
même intensité de mal que celui de l'invasion , avec les mêmes douleurs , dépérisse-
ment général , prostration totale des forces ;
les séduisantes couleurs de la jeunesse ef-
facées peut-être pour toujours ; les formes
ramolies , amaigries : ce n'est rien encore ;
le vénéneux remède attaque et corrode déjà
la poitrine , un commencement de phthysie
vient aggraver tous les ravages d'une vérole
rebelle , si bien qu'il deviendra bien plus facile d'extirper le mal , que d'obvier aux effets
du remède. Par un grand malheur, rien n'aide
à la phthysie , ne la favorise comme les tourmens de l'ame ; et qu'on se figure la jeune
imprudente , au milieu de sa famille , chargée

du poids de son secret , dévorée de remords et de repentir , accablée de honte , brûlant de tout révéler , et craignant que la malédiction d'un père si justement courroucé, ne soit le prix de ses aveux. (Quelle position ! la sentez-vous, lecteurs ?) non seulement sur ses maux, mais encore sur les moyens de les cacher ; toujours partagée entre ses douleurs et ses devoirs , obligée de se composer et de sourire avec la mort dans le cœur, en proie à des sensations si opposées , il faut paraître à des fêtes et à des rassemblemens de famille. Quand elle voudrait se cacher à tous les yeux, elle n'était pas assez malheureuse. Voilà qu'elle est recherchée par un jeune homme, à qui rien ne manque pour plaire à la coupable ; et pour être agréé des parens, il faut déjà l'accueillir comme un époux futur; le parti est sortable, il est de convenance sur tous les points, il est même assez aimable pour effacer un souvenir douloureux ; il peut devenir cher à ses tourmens. Peut-être se développera un nouvel amour , qui fera place à l'espérance : on la presse, on l'obsède, et ces instances n'ont que trop d'attraits ; mais comment tout déclarer , et pourra-t-elle plus long-temps se taire ? Que de réflexions à faire , que d'em-

barras à surmonter, quelle position difficile, même pour moi qui désire sauver cette
infortunée! Je suis certain de guérir l'affection syphilitique, malgré l'obstacle immense
que présente la poitrine profondément affectée ; c'est à la fois deux ennemis à combattre ; et quels ennemis encore ; il faut combi-
ner deux traitemens qui semblent s'exclure,
hoc opus hic labor est. Je n'ose encore dire
que je serai heureux, mais l'on me trouvera
du moins conséquent et toujours prudent : le
sirop d'orgeat avec deux grains de muriate
par pinte, une dragme de sel de nitre, une
tisane laiteuse et orgée, des sangsues, une
ou deux tous les dix ou quinze jours, entre
les époques du flux menstruel, dans la vue
non d'un dégorgeant, mais d'un révulsif : je
ne cherche qu'à déplacer, dévoyer le liquide
qui s'accumule sur les viscères et dans le
poumon, et dévoyer sans danger ; la route
sera longue à parcourir. J'aurai besoin de
toutes les ressources pour arriver au but ; les
forces seules doivent seconder mes projets
et mes entreprises. Procédé mesquin, criera
quelqu'un, parcimonie : misérable, criera-t-on
à l'unisson ; toute l'armée médicale va de
nouveau se soulever contre moi, et toute son

artillerie volante m'accabler; ils sont en nombre. Que nos modernes *Sangrado* saignent à leur aise ; qu'ils répandent à leur gré cette liqueur, source de la vie ; qu'ils saignent jusqu'au blanc, pour l'inflammation, comme pour l'atonie ; pour l'excès du sérum, comme pour l'excès du sang ; à eux permis, puisqu'ils trouvent du sang à verser et des tempéramens à épuiser. Trente-trois ans de bonnet de docteur me donnent bien le droit de gouverner mon ouvrage ; une prudence réfléchie sied bien, quand elle décide de la vie : d'ailleurs je me souviens de *nequid nimis*, et bien m'en prend assez souvent. Continuons le traitement des bains de siége, l'état de la poitrine défend l'immersion totale ; les tablettes d'ipécacuanha, celles de baume de tolu, bouillons restaurans, doux farineux, boisson vineuse aux repas, enfin le double appareil d'un traitement anti-vénérien et anti-phthysique. L'embarras est grand, je l'avoue, et le succès douteux ; il n'en faut accuser que Van Swyeten. Avec de la mesure et de la prudence, le virus aurait disparu, et l'affection du poumon ne serait pas venue; elle est le fruit du remède.

Que l'on casse donc tous les moules où

l'on jette en fonte la presque totalité des maladies, parce qu'il y a des ressemblances et des analogies : tout est bon et rien n'est bon, le mettre en œuvre décide de tout. Que mes lecteurs pèsent avec équité toutes mes raisons, et qu'ils jugent ; que l'on me pardonne la longueur de cette observation en faveur du grand intérêt qu'elle présente. Par la variété de tant de nuances, on y voit plus clairement que dans aucune autre (et le nombre doit être restreint), tout ce qu'entraîne de maux l'uniformité ; toujours un rob, toujours trente verres de tisane : qui y tiendra ? J'interroge le simple bon sens, que l'on calcule ; j'ai fourni les moyens et les preuves ; tout ce qu'il y a de faux et de funeste dans cette médecine moulée et routinière, qui s'enquiert du mal et ne s'enquiert pas du malade, et dont le niveau ressemble à la faulx de la mort. Mais, je m'aperçois que je fournis ici de nouvelles armes à la haine : dénoncé, poursuivi par elle, encore tout meurtri des coups qu'elle m'a portés, qui sait ce qu'elle me prépare dans les ténèbres ? Ne ferais-je pas prudemment de la fléchir au moins par mon silence ? Mais non, qu'elle m'attaque et m'opprime de nouveau ; je n'effacerai pas ces lignes ; il y aura toujours quelqu'un qui saura m'apprécier et me juger, et qui prendra mon fait et cause. Je ne rétracterai pas des argumens fondés sur l'expérience de tous les jours et de tous les temps ; la nature humaine fut et sera toujours constante dans sa marche et ses fins ; ceux qui douteront devront s'en prendre à un juge irrécusable ; mes ennemis pourront le braver en sureté, ils n'arriveront jamais jusqu'à lui.

J'aurais voulu que les convenances me permissent de citer textuellement le certificat de mademoiselle Augustine ; cette jeune personne m'avait offert un témoignage public de mon zèle et de mon succès ; elle offrait, elle offre encore de le signer, et cherche par repentir et par reconnaissance, une publicité que je refuse par délicatesse.

MONSIEUR,

« Quand j'ai eu l'honneur de me présenter
» hier chez vous, pour vous demander des
» conseils sur ma poitrine, je n'ai pu vous
» dire, malgré la résolution que j'avais prise,
» combien j'étais plus malade d'une autre ma-
» ladie. Retenue par la honte et le remords,

» je vous fais une confidence par écrit, car
» enfin faut-il que vous soyez instruit, et
» que je me livre à la délicatesse qui est at-
» tachée à votre profession. Une faiblesse
» bien blâmable, sans doute, me fit con-
» tracter une maladie hideuse ; par une suite
» déplorable de cet accident, obligée de ca-
» cher mon état, coupable comme je l'étais,
» ne pouvant me confier à personne, mou-
» rante de douleur et de chagrin, je m'a-
» dressai à un médecin, qui est administra-
» teur d'une maison de santé, honnête hom-
» me, qui prit intérêt à mon malheur : il
» me donna des bouteilles d'une eau claire ;
» à la seconde, ma poitrine commença à
» me faire souffrir ; cependant, j'en pris six
» de suite : quand je me suis trouvé deux
» maladies également graves, je me suis pré-
» sentée chez vous, et ce n'est qu'en vos
» soins que je mets toute mon espérance,
» et pour la guérison et pour le secret, qui,
» violé, perdrait à jamais une infortunée,
» plus malheureuse que coupable.

» J'ai l'honneur de vous saluer,

» AUGUSTINE C***. »

TROISIÈME OBSERVATION.

Ma troisième observation représente précisément un objet tout contraire à la première ; j'ai fait un choix opposé pour en
mieux marquer la différence. Un assez jeune
homme, ferblantier de son état, d'un tempérament très-bilieux, et ardent à l'excès,
tourmenté depuis quinze mois d'un ictère
qui avait résisté aux traitemens les mieux
conduits, mais seulement décidés et combinés contre la jaunisse ; avec une excessive
maigreur, des cheveux noirs et crépus, des
yeux jaunes comme de l'ocre, la nuance particulière de son teint, qu'on ne saurait mieux
peindre qu'en le comparant à du vieux bron-
ze, en faisait un objet hideux à voir ; cet être
d'un jaune foncé, madré de cendre grisâtre,
par la couleur que donnait sa longue maladie ; cet homme marié depuis trois ans, avait
une jeune femme fort appétissante et qui
paraissait trouver dans l'ardeur du malade
une compensation à son épouvantable lai-
deur ; la santé de la dame ne paraissait altérée en aucune manière, et les apparences
ne trompaient pas ; l'on sait que cette mala-

die dégénérée et dévoyée, quoique vivace et toujours la même, ne se communique plus, excepté si quelque symptome reparaît sur les parties contractantes; tant qu'il dure, il faut s'abstenir; à sa disparition, il n'y a plus rien à craindre. Il n'en est pas de même pour les enfans qui peuvent naître de ces actes, quand l'un des deux ou tous deux ensemble sont infectés : ceci est hors de mon sujet. Après avoir sondé la maladie, je remontai facilement aux causes : deux gonorrhées mal guéries et étouffées avaient, par une longue incubation, produit tout ce ravage; une fois fixé sur la cause d'une maladie qui avait résisté à divers traitemens, conduits successivement et inutilement par des hommes consommés, pendant 15 mois, mon premier soin fut d'obvier à la prodigieuse tension de la fibre, et au desséchement général de tout le physique. J'ordonnai six bains oléagineux (1) comme préparatoires, chez M'. Robert,

______

(1) Jamais les bains oléagineux de l'établissement de M. Robert, île des Cygnes, au Gros-Caillou, ne m'ont frustré de l'avantage que j'en attendais, comme préparatoires. Dans mille circonstances, j'en ai retiré les résultats les plus heureux. Je ne saurais trop les recommander, et louer celui qui les dirige.

chef habile qui dirige ce précieux et bienfaisant établissement. Des boissons rafraî-
chissantes, adoucissantes : il fallait ici fort
humecter; à cela il se joignait une consti-
pation opiniâtre; enfin tout ce qui pouvait
détendre, lubrifier, adoucir, fut mis en
usage. Ces remèdes simples ne furent pas
sans succès ; peu à peu les organes don-
nèrent des signes de souplesse et d'obéis-
sance, l'exaltation se calma, le relâchement
fut sensible ; il parut aux aines deux gros
bubons, dont il fut impossible d'empêcher
l'accroissement ; ils crevèrent : bientôt la
suppuration fut très-abondante. Le malade
prenait, avec une tisane d'orge, le nénuphar et le miel, le sirop d'orgeat, avec
quatre grains par pinte de muriate suroxigéné de mercure, et une dragme de sel de
nitre, quatre cuillers par jour; et de sa boisson miellée, à satiété. Pendant ce temps de
calamité, que devenait l'ictère, que nous
avons laissée derrière nous, quoiqu'elle ait
été pendant long-temps traitée comme la
maladie principale ? La jaunisse n'avait pas
attendu la suite du traitement anti-vénérien; à l'approche du mercure, elle disparut
comme par enchantement; ce qui restait à

faire était peu de chose, en comparaison de ce qui s'était fait. Le mal avait jeté ses enveloppes, un régime doux et débilitant (1), l'élixir médical, avec six grains de muriate par pinte, terminèrent le traitement pendant l'été; le tout favorisé par les bains, les boissons mucilagineuses, des alimens légers d'un bon choix, toujours imprégnés de l'élixir médical, pris avant le manger, ou immédiatement avec la tisane ou boisson quelconque de la journée, imprégnée du remède, à la dose d'un quinzième de grain. Dans l'espace de deux mois, la cure fut parfaite, les bubons bien cicatrisés; il n'y eut plus l'ombre d'affection vénérienne. Le malade a continué de se livrer, sans péril, à ses travaux et son double état d'artisan et d'époux.

QUATRIÈME OBSERVATION.

M. de....., jeune homme aimable et intéressant, était employé au ministère de la guerre; il était depuis long-temps en proie à des coliques d'une violence extrême; il se

---

(1) Une bouteille d'élixir médical dure comme trois bouteilles de sirop.

roulait dans son appartement comme un frénétique ; l'appétit, le repos, et le sommeil l'avaient quitté tant que durait cette violente reprise de souffrances ; tout travail d'esprit était devenu pour lui la chose impossible ; quand venaient des temps lucides, il se remettait alors à l'ouvrage : telle était sa situation quand je fus consulté.

Bornant d'abord mes soins au mal ostensible, j'ordonnai ce qui se pratique dans les affections iliaques ; en effet, il y eut pendant quelques jours un mieux sensible ; mais plus d'une fois l'on avait obtenu ce mieux avant moi, dans de précédentes crises, ce qui n'avait cependant pas prévenu des crises plus fortes, et la trève ne durait pas long-temps. Cette opiniâtreté du mal, au plus bel âge de la vie avec une santé en apparence brillante, et faite pour être enviée, tout cela me surprenait ; mais, en m'arrêtant à cette grande opiniâtreté du mal qui venait de reparaître de nouveau, cette brusque reprise fut pour moi un trait de lumière ; j'interrogeai la mémoire du malade, mes pressentimens ne me trompèrent pas ; il avait éprouvé une gonorrhée qu'en peu de jours les injections firent disparaître ; le jeune homme avait vingt-deux ans, il était d'un tempérament robuste, vigoureux et sanguin.

Bains préparatoires, amples boissons en tisanes apéritives et mucilagineuses, saignée répétée, diète austère et végétale, sangsues et un repos absolu, enfin une bouteille d'élixir médical avec six grains de muriate, sans grande augmentation pour les doses; les symptomes fâcheux ne reparurent plus; quelques laxatifs, comme la manne et le petit lait, sans rien précipiter, limer et polir seulement. Prenant sur le temps, non sur les doses, la maladie se termina heureusement, et le jeune homme se porte au mieux: j'ai lieu de croire qu'il m'en conserve de la reconnaissance; et s'il était nécessaire, les quatre personnes qui font le sujet de ces quatre observations différentes, signeraient en toutes lettres chacune l'observation qui le concerne; j'espère cependant que cela ne sera pas exigé de moi.

GÉNÉRALITÉS.

DISSERTATION

SUR LES ABUS QUE FAIT LA MÉDECINE DES
SCIENCES QUI SONT DE SON DOMAINE.

De la Chimie et du Magnétisme.

DEPUIS que le genre humain existe, il est
en proie à toutes les inquiétudes de l'or-
gueil et de la curiosité ; la nature lui paraît
trop étroite ; au-delà des bornes communes,
au-delà même des bornes possibles, il va chercher quelque monde mystérieux, vain re-
fuge d'un esprit agité et sans boussole. Fontenelle observe, avec raison, que chaque
science a ses rêves ; même la plus exacte de
toutes, la chimie a sa pierre philosophale ; la
géométrie, sa quadrature du cercle ; l'as-

tronomie, ses longitudes ; la mécanique, son mouvement perpétuel ; la morale, son parfait désintéressement. Condorcet osa écrire qu'un jour la science arrêterait la mort : brillante illusion ! Tout ce qui a commencé finira ; homme et mortel seront encore synonymes dans les vers de la postérité la plus reculée de nos petits-neveux.

A la vérité, le même Fontenelle observe que les objets hors de portée en tout genre ont occasionné d'heureux progrès. Avant lui Quintilien avait dit, qu'il arrive quelquefois que celui qui se propose un objet excessif, et auquel il ne parviendra jamais, fait dans son chemin des progrès imprévus et auxquels il n'avait jamais pensé. La vérité se trouve entre la perfection idéale et l'impuissance absolue.

Si les progrès des sciences étaient proportionnés à la multitude des investigations, la médecine, depuis trente ans, aurait dû faire des progrès immenses. Quels puissans auxiliaires en effet se sont offerts à elle ! La chimie avec ses métamorphoses, le magnétisme avec ses miracles. Connaître en même temps, soit les élémens primitifs des liquides et des solides animaux ; et les lois qui président à l'agrégation des élémens ; soit la nature des alimens et des boissons, et les causes externes de toutes les affections morbifiques ; d'autre part, grâces à un geste, à un attouchement, à quelques procédés faciles et même aujourd'hui vulgaires, pouvoir descendre dans la profondeur de notre nature, et porter le flambeau dans les mystères qui échapperont toujours à la vue de l'homme : quels appuis pour la science ! quelle double richesse vient s'offrir au praticien ! Pourtant, au lieu d'ajouter un aphorisme à ceux d'Hyppocrate, tout ce luxe d'inventions et d'industries n'a fait que vérifier celui-ci :

> *Omne multùm naturæ est inimicum ; quod vero paulatim fit tutum est.*

Les chimistes, si prodigieusement fertiles, infatigables dans leurs travaux, heureux par leurs découvertes, ont-ils découvert le principe de vie ? Les magnétiseurs savent-ils bien ce qu'est le magnétisme ? Ce qu'il importait le plus de connaître on l'ignore ; ce qui devait fonder toute la science n'est encore qu'une possibilité.

Et pour parler d'abord de la chimie, son premier tort, à mon sens, est son langage

nouveau qu'elle a pris pour du perfectionne-
ment, en le surchargeant et le trop multi-
pliant. Maquer aujourd'hui ne serait pas compris, et lui-même ne comprendrait pas. Il
s'est formé une espèce de shanscrit (1), mystérieux comme celui des Brames, incompréhensible au vulgaire, mélange de radicaux
arabes et grecs, souvent étonnés de se trouver ensemble dans ce vocabulaire nouveau.
Les choses les plus simples et les plus communes prennent un air de grandeur et une sorte
de pompe qui les dénature ou les exagère (2) ;
c'est ainsi qu'ils ont nommé l'eau-de-vie, al-
cool ; les sels métalliques, acétates ; le blanc
d'œuf, albumine ; l'ammoniaque, alkali-
volatil ; le vert-de-gris, oxide de cuivre ; le
petit-lait, serum. Est-ce donc dire qu'il n'est

____

(1) Shanscrit, ancienne langue des Indous dé-
venue sacrée.

(2) Quand on pense que, dans des formules qui se
trouvent chez les pharmaciens, l'eau n'est plus cette
boisson de tous les climats, de tous les pays, mais
que l'art n'ose plus nommer ; le croira-t-on ? elle
s'appelle aujourd'hui *oxide d'hydrogène*. Pauvres malades ! que comprenez-vous à cette dénomination ?
Sachez donc que la chimie, cette sublime science, est
profanée ; l'on a trouvé dans la décomposition de

pas bon que chaque science ait sa langue propre et distincte des autres? Il serait au contraire à souhaiter qu'il en fût ainsi ; le domaine de chacun serait mieux mesuré , ses
limites plus précises ; mais il n'est question
ici que des emprunts de la médecine à la chimie. Or, en médecine , tout ce qui peut sé-
duire et tromper le peuple est un mal , et le
peuple se laisse si facilement tromper par les
grands mots ! Tel qui aurait pu rejeter le sel
de Glauber , se rend au sulfate de soude ; tel
qui redoute l'émétique ou tartre stibié qui
déjà se complique , n'entend rien au tartrite
de potasse antimonié ; celui qui a de l'aver-
sion pour l'opium , qui en redoute les effets,
qui déjà lui furent nuisibles , ne comprend
pas (je l'ai vu plus d'une fois) la teinture
thébaïque ; tel qui refuserait le sel d'epsom ,

cette boisson salutaire et générale pour tout ce qui a
vie, la chimie savante a trouvé du fer et de l'hydrogène ; et voilà que des termes qui ne sont compris
que de ceux qui cultivent la science, entrent dans les
ordonnances, et que de l'eau, altérée par une couleur quelconque, prend cette fastueuse dénomination
pour cacher l'ignorance et faire des dupes. Buvez de
l'eau, taisez-vous, et prenez patience !

ne sait pas faire un mauvais accueil au sulfate de magnésie, sulfates, sulfites, nitrates, nitrites, phosphates, phosphites, fluates, borates, que voilà bien des choses propres à étonner un pauvre homme, et le jeter dans l'admiration ! Grâces à ces bizarres ou pompeuses désinences, le praticien expérimenté qui ne sait que guérir, cède quelquefois la place à l'éloquent faquin qui se présente enflé de technologie, qui crie au charlatan, à l'homme prudent et sage, à l'observateur enfin.

Cet inconvénient est grave, plus grave qu'on ne pense ; mais il en est un autre qui auprès de celui-là n'est rien ; c'est la manie d'innover, résultat nécessaire du crédit de tant d'innovations : c'est peu de changer de langage, on change la manière d'opérer ; rien de ce qui est antique n'est bon ; rien de ce que le temps et l'usage, et même l'habitude a consacré, ne trouve grâce devant une raison altière ; on ne voit rien d'assez raffiné, d'assez subtil, on décompose pour décomposer encore : dans le choix des substances, on préfère les moins connues, précisément parce qu'elles sont les moins connues ; voilà ce qui détermine le choix, pour peu qu'une faible analogie se fasse remarquer entr'elles et les substances usuelles. C'est ainsi qu'on a prodigué l'acide prussique, élément venimeux et meurtrier, à des combinaisons plus simples qui auraient mieux convenu sans doute ; mais dans ce siècle d'ambition et d'audace, que faire de la simplicité ! En haine de la simplicité, on préfère une substance affadie rendue nulle, à la même substance dans sa vigueur essentielle et primitive. C'est ainsi que l'on commence à dédaigner le quina, malgré sa vieille et juste renommée, ou peut-être à cause d'elle ; c'est un mot bien bourgeois que ce mot de quinquina, et que le premier venu peut employer ; parlez-moi d'extrait de cinchonine (du quinquina gris), de quinine (du quinquina rouge), qui ne sont pourtant que le quina, moins sa sève nutritive et ses vertus médicales dont on l'a privé avec tant de peine et de fracas.

Je ne fais pas le procès à la chimie, que j'aime au contraire à respecter, comme j'en admire la perfection et les progrès ; quoique faiblement initié dans ses mystères, je me fais un vrai plaisir de la suivre dans ses progrès. Quelle jouissance pour le bien général de ses succès ! qu'il est flatteur de la voir pénétrer dans la composition la plus intime des corps, diviser les plus simples, associer les plus divisés ! Je sais à merveille que sans elle nos champs n'auraient pas produit du sucre, et je la remercie d'avoir amélioré les vins les plus exquis et rendu supportables les vins les plus acerbes ; avec cela j'ai peine à croire que les espérances du genre humain soient renfermées dans ses cornues et ses alambics.

Qu'elle marche de son pas triomphal, qu'elle s'élance en conquérante dans les régions les plus élevées ; ce n'est pas d'elle que je me plains, c'est de la médecine, qui, toute charmée de s'en être fait un auxiliaire, a voulu ne connaître qu'elle pour guide. Cette société, moins intime, serait plus profitable ; la pratique qui unit deux puissances ne les assujettit pas l'une à l'autre ; dans cette union même elles conservent de la vie qui leur est propre, et ne portent pas les liens de l'amitié comme un joug.

Il est certain que les habitudes de la médecine diffèrent étrangement de celles de son alliée ; autant l'une est aventureuse et hardie, autant l'autre doit être calme et circonspecte. La route de l'une est dans l'espace indéfini, l'autre cherche partout des jalons, crainte de s'égarer. Qu'il y ait entr'elles correspondance, bonne harmonie, fraternité, si l'on veut, mais point de dépendance.

Il en serait autrement, si la chimie avait pu parvenir à connaître le secret de la nature, qui s'est jouée de toutes ses recherches ; si elle avait porté son flambeau dans la reproduction des êtres, et qu'elle eût pu surprendre la nature sur le fait, s'il lui eût été possible, enfin, de satisfaire à cette question unique : Qu'est-ce que l'élément primitif de la vie ? Un médecin chimiste vient de l'entreprendre (1) ; mais je crains fort qu'il ne se soit égaré dans le vide. Il déclare, il est vrai, dans sa préface, que la production du germe, incompréhensible au savant Cuvier, n'a plus pour lui de ténèbres ; il se vante d'avoir parcouru le sanctuaire de la nature vivante, et d'être parvenu à reconnaître les forces qui dirigent les ressorts cachés dans notre existence ; il développe, avec une admirable sagacité, un système tout chimique d'organisme et d'animalisation : avec l'hydrogène et le carbonne, d'un côté, et

____

(1) M. Tinchaut, *Doctrine nouvelle de la Reproduction de l'Homme.*

l'oxigène et l'azote , de l'autre , il compose
et décompose notre machine à volonté,
comme un fluide ou un sel ; et pourtant,
que d'obscurités dans cette explication ! que
de problêmes dans cette solution ! Je lis d'a-
bord, dans la préface ; que la préexistence du
germe est une chimère. Mais un germe qui
ne préexiste pas, est-ce un germe ? Je lis à
l'article du principe vital, que nous ne con-
naissons pas la nature de ce principe ; et
trois lignes plus bas , qu'il fait le quart de
l'atmosphère, où il est toujours mêlé et at-
tiré ; qu'il oxide les corps combustibles , qu'il
est un des principes de l'eau , et entretient
la vie des animaux , en servant à leur respi-
ration ; qu'il est le principe moteur de l'animalisation des corps organisés, l'agent général des opérations de la nature ; cet agent,
ce moteur , ce conservateur, ce principe universel, c'est l'oxigène. En faut-il conclure
que la vie est de l'oxigène ? Or, cet oxigène
dans le fœtus , vient du sperme , qui vient
du chyle et du sang , qui viennent principalement de l'air et des substances animales et
végétales, inexplicable rotation, où je crains
bien que l'imagination de l'auteur ne s'é-
gare ; c'est que dans l'impuissance d'expli-

—

quer les effets pour leurs causes, il s'est avisé de transformer en cause les effets.

Si le principe vital est pour nous un mystère, il est difficile que l'animalisation nous soit parfaitement connue ; ce ne serait pourtant pas trop de cette connaissance complète, pour mettre la médecine en tutelle sous la chimie. Ici la plus légère erreur peut enfanter d'innombrables maux ; ou, pour mieux dire, il n'y a pas de légères erreurs, quand il est question de vivre, ou de souffrir et mourir. J'ai parlé plus haut de l'acide prussique ; il est certain que c'est un poison foudroyant, selon la dose, mais toujours dangereux, même en fractions. Il n'y a qu'à le considérer dans ses effets soumis à l'observation rigoureuse de l'expérience, ensuite le vérifier dans ses élémens, où l'on trouve l'oxide rouge de mercure et le bleu de Prusse ; dans ses propriétés, dont la principale est la fixité, l'adhérence, l'indissolubilité, et par conséquent la presque impossibilité de s'animaliser ; enfin, dans ses effets, dont l'énumération serait immense. Ce poison terrible vient d'avoir cependant la vogue : un médecin, fort estimable d'ailleurs, l'a prôné dans une brochure, d'après les Anglais ; il entre dans tous les dispensaires ; il est même des maisons de santé qui en font une effrayante consommation.

Une seule Observation sur les Effets des Remèdes hasardeux.

M. Lavaisse, chef de bataillon, avait quitté l'armée et sa ville natale, pour revenir chercher, à Paris, la santé que les fatigues de la guerre lui avaient fait perdre. Sa poitrine était notamment compromise ; des symptômes alarmans se manifestaient en foule ; Paris passe en province pour le sanctuaire d'Esculape : pouvait-il mieux diriger ses pas ? Il y vint ; et dans ce sanctuaire tant célébré, il les vit de près ces réputations colossales : nous saurons, tout à l'heure, le profit qu'il en tira.

Parmi les salutaires asiles qui s'ouvraient à lui, M. Lavaisse dut choisir les plus renommés ; il avait entendu parler avec enthousiasme des grands talens des chefs ; enfin, c'était la maison aux miracles : le choix du malade ne fut pas douteux ; il n'était bruit alors que de l'hydrocianique de Schelle ; ce poison importé d'Angleterre, passait pour

le remède souverain ; et, sous peine d'infrac-
tion aux lois de la mode, il fallait mourir
de l'hydrocianique, lorsqu'on était atteint
d'une maladie de poitrine. Qu'on juge si l'on
manqua de le soumettre au remède souverain. Il fut présenté au malade par un grave
professeur, en personne ; refuser eût paru
criminel ; douter était même le comble de
l'irrévérence. M. Lavaisse n'eut garde de se
rendre coupable.

Mais, au bout de quelques jours, le remède opérait, c'est-à-dire, que le mal empi-
rait : il s'en expliqua ; on lui répondit, comme
le Sganarelle de Molière : accroissement de
douleurs, signe de guérison. Et en effet, sur
cette observation, la dose fut augmentée ;
je sais mieux que vous ce qu'il vous faut,
comme si l'on eût attendu les souffrances
du malade pour rendre témoignage de l'effi-
cacite du remède. Le malade, d'un caractère
doux, ne sut qu'obéir : aussi, les symptomes
du mieux se firent sentir plus vivement.

Tout patient et résigné qu'on soit, on n'est
pas aveugle. Le malade commença, dès ce
moment, à croire que l'expérience était un
meilleur guide que l'autorité. Pour juger d'a-
près lui-même, il prit le parti de jeter dans

son pot de nuit le remède souverain, pendant quelques jours : les douleurs diminuèrent ; mais, pour compléter l'épreuve, il fallait reprendre l'usage du médicament : il le fit, et les douleurs revinrent. Il en était là, quand on lui amena un jeune homme pour commensal. Celui-ci était tourmenté d'une toux sèche, violente, comme convulsive ; il était maigre, faible, délicat (car je me fis bien tout expliquer par M. Lavaisse.) Encore l'acide prussique : l'effet ne fut point douteux ; notre jeune homme, qui n'avait jamais craché le sang, le cracha abondamment, dès le second jour. Lavaisse désirait et craignait de le dissuader ; il voulait lui donner le conseil qu'il prenait pour lui-même de battre en retraite, et de le suivre ; il n'osa pas : il sortit ; et je crois qu'il n'y perdit rien. J'ai choisi cet exemple entre bien d'autres ; car, en ce genre, je possède des monumens curieux : je ne sais si l'on me tiendra compte de ma discrétion.

Que n'aurais-je pas à dire de la strychnine, ou extrait de noix vomique, de la morphine, extraite de l'opium, qui se réduit à deux sels, l'acétate et le sulfate ; de l'émétine, extraite de l'hipécacuanha, dont on proportionne les doses aux diverses épurations subies par la substance qui les fournit, épurations toujours incertaines ; de la vératrine, extraite de la cévadille, préparation non moins dangereuse que l'autre ? La solanine, la delphine ou delphinine, la gentianine, l'yode, etc.; etc. ; toutes ces détestables préparations exposent à de grands dangers. Mais, qu'importe le danger ? L'ignorance ne le connaît pas, et l'égoïsme n'en tient pas compte.

Disons quelque chose de plus sur le premier dogme du magnétisme, c'est qu'on ne peut rien, ou presque rien sans la foi. Croyez, dit un magnétiseur à son adepte ; croyez, avant la preuve, croyez pour obtenir la preuve : la volonté est la première puissance. En raffinant bien cette médecine, on épargne au malade bien des frais. Pour guérir, il n'a qu'à le vouloir : c'est là toute la méthode de la secte, dite *spiritualiste*. D'autres, il est vrai, pensent que la volonté demande à être aidée, joignant à cette préparation intellectuelle quelques procédés physiques ; mais s'ils ont un art d'imposer les mains, de toucher les genoux et les pieds, et de serrer les pouces du malade, il semble que cet art ne soit qu'accessoire et auxiliaire. Avant tout, la foi ; par elle, tout réussit ; sans elle, tout est stérile,

De mauvais plaisans s'imagineraient que les attouchemens prouvent pour la nudité du système ; et que les successeurs des spiritualistes, en matérialisant un peu l'art, n'ont d'autre but que de faire croire qu'il y avait quelque chose dans ce néant. Je serai moins sévère que ces frondeurs.

Qu'il existe un fluide magnétique, que ce fluide soit composé de deux autres, qui forment comme deux courans, l'un vers le Nord et l'autre vers le Sud ; qu'il y ait en nous une portion de ce fluide, soumis peut-être à des lois spéciales, et modifié comme tous les autres élémens qui entrent dans la composition de notre machine, par cette puissance admirable autant que mystérieuse, qui prend le nom de *forces vivantes*, se manifeste par un conflit perpétuel avec les forces physiques ; c'est ce qu'il est permis de conjecturer, surtout par la nature du sang, qui, réduit à l'état de charbon, contient visiblement du fer, éprouve l'influence de l'aimant ; que l'action de ce fluide s'exerce par des routes si perçues pour être trop fréquentes ou n'être pas assez caractérisées ; qu'il y ait un attrait dans les gestes, un poison dans les yeux, un pouvoir dans la parole, une magie dans l'exemple, une fécondité dans les émotions ; que les imaginations fortes dominent et oppriment souvent les imaginations faibles, c'est ce que je ne m'aviserai pas de nier ; le témoignage de la nature entière me démentirait ; tout est imprégné du magnétisme, il y en a dans l'éloquence ; c'en est un que l'amour, c'en est est un autre que la pitié ; tout ce qui résulte d'une impression communiquée, peut passer pour un effet magnétique : une mère allaite son enfant ; sans s'en douter, elle le magnétise par ses caresses, il s'endort ; il est surement soumis aux effets du magnétisme. Il est certain que l'action du magnétisme varie suivant la puissance de volonté du magnétiseur, et l'impossibilité particulière du magnétisé.

Je serai moins crédule pour la *seconde vue*, la science improvisée des somnambules, et leurs oracles plus révérés que ceux de la sybille ; les plus intrépides endormeurs euxmêmes semblent redouter l'examen sur ce point ; ils veulent bien que l'on croie à la puissance d'endormir, et aux intuitions qu'amène le sommeil ; mais les plus honnêtes gens d'entr'eux entourent de tant de précautions l'opération magique, ils admettent tant d'exceptions, ils manifestent tant de craintes et d'incertitudes, qu'il suffirait, pour discréditer leur art, de leur témoignage même.

Qu'est-ce, en effet, qu'un art dont les règles se réduisent à un petit nombre de procédés sans explication, si ce n'est sans motif, et qui compte plus d'exceptions que de règles? Qu'est-ce qu'une médecine qui veut des malades privilégiés, et qui leur fait payer quelquefois de leur raison ce privilége? Même à l'en croire, une convulsion est si voisine d'une impression, et séparée du don de prophétie par une limite si étroite, que le médecin ne peut jamais s'assurer si l'effet qu'il produit est salutaire ou funeste : une femme magnétisée tombe en somnambulisme; dans cet état, son esprit s'échauffe et s'exalte, et la malade prophétise; on l'écoute, on reconnaît de l'ordre et de la suite dans ses discours, on recherche sur la foi de ses révélations, des objets qui se dévoilaient à elle ; on ne trouve rien, elle était folle.

On met en rapport trois femmes somnambules ; les deux premières consultent entre elles, contestent long-temps, tombent d'accord sur tous les points ; la troisième prononce qu'elles déraisonnent l'une et l'autre.

J'ai montré les deux piéges principaux où la médecine se laisse prendre ; le premier est surtout à craindre pour les esprits ambitieux, et le second pour les imaginations ardentes. Hippocrate, s'il revenait au monde, ne serait ni chimiste, ni magnétiseur, il serait médecin, il chercherait à se servir avec utilité, mais sans excès, des deux sciences dont on abuse si étrangement. Mais nous sommes en révolte contre les limites, toute règle nous est devenue insupportable, et toute méthode est dégénérée en routine ; que l'on prenne garde que ce désir de tout renouveler ne soit la résistance de la jeunesse contre l'expérience de l'âge mûr : tel qui croit avoir dépassé les bornes, s'interdit le pouvoir de les atteindre, et il vaut mieux reculer peut-être que d'avancer au hasard.

TABLE DES MATIERES.

FIN DE LA TABLE.

Imprimerie de Madame Veuve PORTHMANN,
rue Ste.-Anne, n° 43, vis-à-vis la rue Villedot.